Joaquín Palmero Picazo
María Fernanda Rodríguez Gallegos

Labio y paladar hendido

Joaquín Palmero Picazo
María Fernanda Rodríguez Gallegos

Labio y paladar hendido

Revisión de los conceptos actuales

Editorial Académica Española

Imprint
Any brand names and product names mentioned in this book are subject to trademark, brand or patent protection and are trademarks or registered trademarks of their respective holders. The use of brand names, product names, common names, trade names, product descriptions etc. even without a particular marking in this work is in no way to be construed to mean that such names may be regarded as unrestricted in respect of trademark and brand protection legislation and could thus be used by anyone.

Cover image: www.ingimage.com

Publisher:
Editorial Académica Española
is a trademark of
International Book Market Service Ltd., member of OmniScriptum Publishing Group
17 Meldrum Street, Beau Bassin 71504, Mauritius
Printed at: see last page
ISBN: 978-620-0-38333-4

LABIO Y PALADAR HENDIDO

Revisión de los conceptos actuales

Palmero J., Rodríguez M.

Palmero Picazo Joaquín*, Rodríguez Gallegos María Fernanda**

*Médico Interno de Pregrado de la carrera de Médico Cirujano, Facultad de Ciencias de la Salud, Universidad Anáhuac

**Estudiante de la carrera de Médico Cirujano Dentista, Facultad de Ciencias de la Salud, Universidad Anáhuac

Prefacio

Hoy en día, las alteraciones de cierre de las diversas estructuras orofaciales son un problema de una alta incidencia y prevalencia en el mundo entero, que implica un consumo de recursos en materia de salud, sin mencionar el impacto psicosocial que implica en la calidad de vida de los pacientes y su familiar.

Por ello, es imperativo la formación y propagación de conocimiento, hacia los estudiantes de medicina y egresados interesados en el tema, acerca de una de las malformaciones orofaciales mas frecuentes en nuestro país: Labio y paladar hendido.

Con base en nuestra experiencia durante nuestra formación académica, asesoría de múltiples profesores y una revisión exhaustiva de bibliografía actualizada, ha sido posible elaborar la presente obra, que contiene las bases suficientes para brindar un aprendizaje sólido al profesional de la salud que atenderá a este tipo de pacientes. Esta obra fue dividida en apartados, donde se habla acerca de los aspectos más importantes a conocer respecto al tema principal, abordando desde el concepto, etiología, etc., hasta aspectos más novedosos y complejos como lo es el abordaje terapéutico integral y el panorama actual de esta patología en nuestro país.

Agradecimientos

Agradecemos a nuestras familias por sus buenos consejos, su ánimo, su guía y ayuda durante toda nuestra formación académica; y por su paciencia y compañía durante toda nuestra vida.

INDICE

Introducción

El labio y paladar hendido, también conocido como fisura labio palatina, es la malformación craneofacial congénita más frecuente.
Las anomalías congénitas son defectos en la estructura anatómica que se encuentran presentes en el momento del nacimiento; algunas pueden no ser evidentes clínicamente hasta años mas tarde, y algunas otras, como es el caso del labio y el paladar hendido, son evidentes en el nacimiento, e incluso antes.

Se estima que 1 de cada 33 recién nacidos vivos cada año, presenta una anomalía congénita, las cuales pueden ser una causa importante de morbilidad y mortalidad para el recién nacido durante sus primeros años de vida.

El término malformación se refiere a un proceso del desarrollo anormal intrínseco en su formación, el cual puede presentarse en diversos patrones clínicos. Dicho fenómeno puede presentarse por diversos factores, lo cual es más probable al resultado de un defecto en la información genética.
En el caso del labio y paladar hendido, es una malformación producida por una falla en la fusión de procesos faciales durante periodos críticos en el desarrollo embrionario.

Así como puede presentarse el labio y paladar hendido en conjunto, también pueden presentarse de forma aislada, como; labio hendido, cuya hendidura se presenta únicamente en el labio y la encía superior como resultado que los procesos maxilares y nasal medio no fueron fusionados correctamente, clasificados en unilateral incompleto, unilateral completo y bilateral completo, y el paladar hendido cuya hendidura abarca el paladar duro y blando, dejando una abertura que se extiende hasta la cavidad nasal como resultado de la falta de fusión de los procesos palatinos laterales, siendo clasificada como completa o incompleta, y puede ser asociada con otros síndromes.

El labio y paladar hendido o fisura labio-palatina es una malformación craneofacial congénita que se produce por la falta de fusión parcial o completa de los procesos faciales embrionarios durante las primeras semanas del desarrollo embrionario, quedando afectados también los maxilares y los tejidos blandos. La hendidura del paladar se da cuando la fusión de los paladares anterior y posterior no se cierra de forma correcta, dejando una conexión entre la cavidad bucal y la cavidad nasal. Puede extenderse desde la parte frontal del paladar duro hasta el paladar blando.

La literatura expresa que la etiología del labio y paladar hendido es multifactorial, pudiendo verse afectado tanto por causas genéticas como ambientales. También se consideran como factores el tabaquismo, alcoholismo de la madre, deficiencias nutricionales de la madre, edad tanto de la madre como del padre.

Su prevalencia repercute la salud integral del paciente, pues al tener implicaciones estéticas, afectan tanto al núcleo familiar como en su entorno social. Los pacientes generalmente requerirán más de una cirugía reconstructiva como tratamiento, además de frecuentes visitas al odontólogo, tratamientos de audición, terapias de lenguaje, de crecimiento facial y psicológicas, necesitando así de un tratamiento multidisciplinario, ya que es indispensable la colaboración de múltiples profesionales de la salud para obtener como resultado una buena calidad de vida para el paciente.

Las repercusiones de esta malformación se ven reflejadas negativamente en la alimentación, la respiración nasal, alteraciones en el crecimiento facial, la fonación, audición, así como afectaciones en el desarrollo dental, además de ser más propenso a padecer caries y enfermedad periodontal.

Debido a esto, es imprescindible que tanto los padres como el personal de salud compartan la responsabilidad de iniciar el tratamiento quirúrgico a tiempo, para iniciar lo antes posible el abordaje terapéutico temprano y así disminuir las complicaciones que presenta esta malformación.

Epidemiología

A lo largo de la historia se han realizados varios estudios epidemiológicos para tratar de demostrar la prevalencia de esta enfermedad. Los últimos reportes han demostrado que en promedio 3% de todos los recién nacidos en el mundo, presentan al momento de su nacimiento algún tipo de malformación congénita, mientras que otros estudios epidemiológicos mencionan que, si se considera de manera exclusiva a los recién nacidos vivos, se presenta en el 1%. Dentro de estas malformaciones congénitas, el labio y paladar hendido, también conocida como fisura labio-palatina, es una de las malformaciones con mayor incidencia. En un trabajo conocido como "Estudio colaborativo latinoamericano de malformaciones congénitas" se obtuvo que la tasa mundial es alrededor de 10.49 × 10 000 para esta entidad clínica, siendo los países con una mayor prevalencia Bolivia, Ecuador y Paraguay.

Epidemiólogos alrededor del mundo han llegado a un consenso de proponer que la incidencia mundial de fisuras labio-palatinas ve en un rango de 1:500 y 1:700 nacimientos, y se ha logrado demostrar que esta cifra tiende a ir en decremento en el paso de los años, debido al asesoramiento genético preconcepción y durante la gestación, al que se están sometiendo las parejas antes de planear un embarazo. Tan sólo en México, la incidencia varía entre 1/2.000 y 1/5.000 nacimientos cada año.

En diversos estudios se ha tratado de abordar la prevalencia de esta malformación congénita mediante poblaciones, siendo la más afectada la población americana nativa con rangos de 3.75 por cada 1000 recién nacidos vivos, seguida por la población asiática con 3.36 por cada 1000 nacidos vivos. En último lugar se tiene a la población afroamericana, con rangos de 0.5 por cada 1000 recién nacidos vivos.

Diversos autores han demostrado en sus trabajos que dentro de las áreas anatómicas más comúnmente afectadas a nivel mundial en esta malformación es el labio superior, el reborde alveolar, el paladar duro y el paladar blando. Aunque de igual forma se debe recalcar que los reportes estadísticos demuestran que más del 50% de todos los nuevos casos son hendiduras de tipo mixtas (o combinadas), entre el labio y paladar, y un cuarto de los pacientes pueden tener una presentación bilateral.

Hablando concretamente de las regiones anatómicas más comúnmente afectadas en nuestro país, se sabe que en México las hendiduras de labio aislada tienen una mayor incidencia y prevalencia en pacientes de sexo masculino, mientras que en los recién nacidos de sexo femenino se ha logrado identificar una predisposición a presentar una mayor incidencia en hendiduras de paladar aislada. Por lo otro lado, la presentación de labio y paladar hendido de manera combinada es más común en varones. Estos datos están apoyados en el estudio de casos de fisura de labio en México, reportados por la Dirección General de Epidemiología de la Secretaría de Salud de 2015, donde se obtuvo que el 60% de los nuevos casos son en varones, mientras que el 40% restante en pacientes femeninos. Se debe recalcar que en el 70% de casos reportados en este estudio, fue una malformación congénita aislada, pero en el 30% restante, se ha registrado su asociación con más de 320 síndromes.

Por lo anteriormente expuesto es claro valido afirmar que la fisura de labio y paladar forma parte de las malformaciones congénitas más prevalentes de cabeza y cuello, y por lo tanto de las mas comúnmente reportadas en los pacientes neonatos, siendo incluso clasificada por diversos autores como el segundo defecto congénito con mayor incidencia y prevalencia de la población mundial, justo por debajo de la trisomía 21. Por dicha razón se recalca la importancia de que el personal de salud esté informado acerca de esta entidad ya que, sin duda alguna, atender a un recién nacido con esta patología será muy común.

Hoy en día se siguen realizando abordajes epidemiológicos en diversa población alrededor del mundo, donde se trata de buscar la relación entre estos datos estadísticos con algunos factores externos a la genética de los pacientes afectados, como lo son la etnia, zona geográfica, nivel socioeconómico, etc.

Dentro de los hallazgos epidemiológicos más recientes se tiene la asociación entre el número de gestaciones maternas, donde se ha demostrado que la prevalencia de pacientes con labio y paladar hendido es mayor donde hubo madres multíparas, sin olvidar la asociación con la edad materna, donde de igual forma se ha demostrado una prevalencia mayor en madres mayores a los 40 años.

Etiología

Esta entidad clínica tiene su etiología en una alteración durante el desarrollo embrionario del recién nacido, ya que en este periodo se lleva la organogénesis y el proceso de estructuración morfológica del embrión. Estas alteraciones pueden ocurrir durante dos periodos de tiempo específicamente.

El primer periodo es durante la quinta y séptima semana de gestación, en la cual el origen es una alteración en la correcta fusión de los procesos frontales, mientras que el segundo periodo de riesgo ocurre entre la séptima y doceava semana de gestación, donde aquí la alteración es una fusión interrumpida de los procesos palatinos. Si bien estas son las principales razones, existe otra propuesta donde ocurre una formación inadecuada e insuficiente de tejido estructural, ya sea tejido óseos o blandos, de estructuras como: labio, paladar, reborde alveolar. Estas alteraciones en la correcta fusión de procesos frontales y palatinos ocurren principalmente por dos grandes componentes predisponentes: la genética y por el otro lado el factor ambiental.

Genética

Este componente se subdivide, de acuerdo con el tipo de herencia que confluyen en la fisura labio-palatina. [12]

a) Herencia monogénica: Autosómica dominante, autosómica recesiva, recesiva ligada a X, dominante ligada a X y dominante ligada a Y.
b) Herencia poligénica: Esta es la causa más común de labio y paladar hendido. Esta herencia es comprendida como aquellos rasgos o

características morfológicas que son controlados por gran cantidad de genes, pero que a su vez pueden ser afectados, influenciados y modificados por condiciones ambientales. Está teoría se sustenta gracias a que varios estudios demostraron que en la mayoría de las madres de hijos esta entidad clínica, contaban con antecedentes de consumo de medicamentos como lo son AINES (diazepam) o anticonvulsivos (fenitoína), historial de abortos recurrentes, edad de riesgo materna, comorbilidades psiquiátricas (como trastorno de depresión mayor) e incluso alteraciones metabólicas (como diabetes gestacional). De este modo se sustentaba la fuerte asociación entre el componente genético y el externo de carácter ambiental, sobre la organogénesis y desarrollo del embrión.

c) Aberraciones cromosómicas

Como ya se ha mecionado en el texto, se sabe que 70% de los casos de labio y paldar hendido ocurren de manera aislada, sin asociacion a otra alteracion morfologica, mientras que el 30% restante se relaciona con una gran cantidad de síndromes.
Estudios recientes ha demostrado que en ese 70% de casos no asociados a síndromes, el patrón de herencia poligénico es el predominante, por lo que recientemente se han identificado una gran cantidad de genes relacionados con esta malformación congénita, y que su deleción o translocación genética juegan un papel impresindible en la pérdida de ADN celular, lo que contribuye en la génesis de esta patología. Hoy en dia se continúan investigando, ya que podrían contribuir a la etiología, diagnóstico prenatal y posibe tratamiento de esta entidad. Los más relevalentes son los siguientes:

a) MSX1: Gen codificante de estructuras protéicas de mucosas, vital para la formación de crestas palatinas. Se ha demostrado que se encuentra mutado hasta en el 2% de los pacientes con labio y paladar hendido no sindrómicos.

b) TGFβ (factor de crecimiento transformante beta): Este gen, de la mano de la acción de las activinas, promueve el desarrollo y proliferación de proteínas estructurales para la morfogénesis del componente óseo facial. Este gen de igual forma promueve la proliferación, transformación diferenciación y apoptosis del epitelio mesenquimal, lo que es imprescindible para la fusión del paladar. Recientemente se demostró su actividad en la regulación de metaloproteinasas y su subsecuente degradación de membranas celulares, lo cual ha sido estudiado y relacionado con la remodelación de matriz extracelular, la cual es imprescindible para la correcta fusión del paldar.

c) IRF6: Gen de codificación de estructuras proteínas, imprescindible para el desarrollo estructural maxilofacial y oral del ser humano, por lo que una mutación en este gen significa un riesgo significativo para presentar una fisura labiopalatina.

d) TGFA (Factor de crecimiento transformante alfa): Proteína que ofrece ligando para interactuar con el factor de crecimiento epidérmico, interviniendo de este modo con la proliferación, diferenciación, migración y apoptosis celular.

e) MTHFR: Gen imprescindible para la formación de una enzima productora de folatos. El folato es imprescindible en el proceso metabólico de ácidos nucleicos, y por lo mismo para la división celular y el subsecuente desarrollo y estructuración morfológica.

f) TBX22: Se ha estudiado su acción en el temprano desarrollo del mesodermo precordial, y de este modo permitir el origen de tejidos especializados y no especializados, siendo muy importante en la formación de estructuras óseos y cartilaginosas.

Ambiental

De igual forma, se cuenta con una subdivisión en este componente etiológico, siendo el tipo de agresión a la cual una paciente gestante puede estar expuesta el criterio para la clasificación. Esta agresión debe ser capaz de causar una alteración en la organogénesis y proceso de estructuración en el producto de la concepción, teniendo como uno de los principales responsables a los agentes teratógenos. Estos pueden ser de tipo físicos, químicos y biológicos.

Dentro de los agentes ambientales más comunes durante el primer trimestre se encuentran: plaguicidas, herbicidas, alcohol, fungicidas, tabaco, antidengue con DDT, opiodes, isotretinoína, antidepresivos, uso excesivo de antibióticos y antieméticos, así como la deficiencia de vitamina A, vitamina B2 y ácido fólico.[12] Algunos autores han demostrado en sus estudios la fuerte asociación entre desnutrición materna y la presencia de recién nacidos con labio y paladar hendido.

A pesar de estos hallazgos en la etiología de esta entidad clínica, aún hay muchos casos en los que no se identifica la causa exacta que originó la maformación congénita, por lo que se continúa en investigación constante acerca de nuevos blancos genéticos que pudieran explicar con mayor certeza el origen de la entidad.

En trabajos recientes de investigación, son más los autores que proponen entender al origen de la enfermedad como una predisposición genética que fue sometida a un detonante ambiental y no abordar por separado los dos grupos de componentes etiológicos. Esto tubo una gran tendencia posterior al descubrimiento de que factores ambientales como tabaquismo, consumo de fármacos, radiación, etc. alteraran la susceptibilidad genética. Por lo antes comentado se investigó y demostró que la exposición a los componentes del tabaco en el primer trimestre del embarazo incrementa entre 6-8 veces el riesgo de hendidura palatina y aumenta el riesgo al doble de alteraciones morfológicas labiales.

Embriología

Para poder entender mejor cómo se ven afectadas diferentes estructuras de la cara durante el desarrollo embrionario, es necesario repasar cómo se da la fusión de los procesos faciales embrionarios durante la vida uterina:

La formación de la cabeza comprende de dos partes o porciones que son diferenciadas al mismo tiempo, pero se desarrollan a ritmos distintos. Una porción neurocraneana la cual crece de forma más rápida, formará las estructuras óseas, el sistema nervioso cefálico, ojos y oídos; y una porción visceral, que dará origen a la cavidad bucal y nariz, así como las estructuras provenientes de los arcos braquiales.

La formación del tubo neural finaliza a la cuarta semana de gestación, dando lugar al sistema nervioso central. El extremo cefálico se organiza en tres vesículas llamadas prosencefálica, mesencefálica y rombocefálica; así como dos curvaturas las cuales se conoces como cefálica, ubicada a nivel de la vesícula mesencefálica, y cervical, entre la vesícula rombocefálica y la médula espinal. Posteriormente en la quinta semana, las vesículas prosencefálica y rombocefálica vuelven a dividirse, dando lugar a cinco vesículas: telencefálica, diencefálica, mesencefálica, metencefálica y mielencefálica; y a una nueva curvatura llamada protuberancial.

Durante la cuarta semana del desarrollo embrionario, inicia la formación de la cara alrededor de la boca primitiva o estomodeo, conformado por cinco procesos faciales que levanta el ectodermo de la extremidad cefálica. Los procesos faciales son: frontonasal, dos procesos maxilares y dos procesos mandibulares.

- Proceso frontonasal: Proliferación del mesénquima, localizada por encima del estomodeo. Forma la mitad superior de la cara, el septum nasal, filtrum labial, premaxila y el paladar duro anterior.
- Procesos maxilares: Provenientes del primer arco branquial, limitando lateralmente el estomodeo. Forman la mitad superior de las mejillas, las porciones laterales del labio superior y el paladar posterior.
- Procesos mandibulares: Provenientes del primer arco branquial, limitando el estomodeo en su parte inferior. Forman la mandíbula, la mitad inferior de las mejillas y parte de la lengua.

Finalizando la cuarta semana aparecen las placodas nasales, derivadas del proceso frontonasal, las cuales forman rebordes en forma de herradura, por proliferación del mesénquima, llamados procesos nasales. La placoda origina las fosas nasales en su porción central. Posteriormente los procesos maxilares comienzan a fusionarse con los procesos nasales externos, siendo separados únicamente por el surco naso-lacrimal.

En la quinta semana, se inicia el desarrollo de los pabellones auriculares y las placodas ópticas se encuentran lateralizadas.

Durante la séptima semana de desarrollo se unen los procesos nasales, permitiendo la formación del segmento intermaxilar, originando el filtrum o componente labial, el componente gnatogingival y el componente palatal. Posteriormente el componente labial dará forma a la porción media del labio superior; el componente gnatogingival dará origen a la premaxila; y el palatal formará al paladar primario o anterior al ser fusionado con el septum nasal.

Del segundo arco braquial se originan los músculos de la expresión y masticadores.
Finalizando la décima semana del desarrollo, se ha formado de la cara del embrión en su totalidad.
El desarrollo del paladar se da en la quinta semana de gestación, al mismo tiempo que el desarrollo de la cara por el proceso frontonasal y maxilares.

El paladar primario o anterior se forma dentro del segmento intermaxilar, fusionándose después con los procesos maxilares. La formación del paladar secundario o posterior se da a partir de dos porciones del mesodermo de los procesos maxilares. El paladar anterior y posterior se fusionan, dejando el agujero incisivo como distintivo de la unión de ambos paladares.

Los dientes incisivos se forman a partir del paladar anterior, pues este hace una osificación membranosa para formar la premaxila, permitiendo la aparición de estos dientes. Este proceso de osificación se presenta también en los procesos palatinos laterales y anteriores para formar el paladar duro, a excepción de las porciones posteriores, pues estas se extienden hasta fusionarse con el septum nasal, dando así origen al paladar blando y la úvula.

Debido a todas las estructuras que pueden verse afectadas, el tratamiento debe ser multidisciplinario, incluyendo a múltiples profesionales de la salud para lograr con éxito una buena calidad de vida para el paciente. El equipo multidisciplinario necesario para el correcto tratamiento de un paciente con labio y paladar hendido está conformado por las siguientes disciplinas: Cirugía plástica, cirugía maxilofacial, odontopediatría, ortodoncia, terapia del lenguaje, psicología, otorrinolaringología, pediatría, nutriología, audiología, genética o dismorfología, y enfermería especializada.

El labio y paladar hendido afecta el complejo creneofacial y es el resultado de la falta de unión entre los procesos frontonasal, maxilar y medianasal y lateral. Las fisuras unilaterales ocurren cuando la prominencia del lado afectado falla en unirse con la prominencia nasal medial en emergencia.

El labio y paladar hendido puede encontrarse en cuatro formas

a. Labio fisurado
b. Paladar fisurado
c. Labio y paladar hendido unilaterales
d. Labio y paladar hendido bilaterales

Más adelante hablaremos sobre la clasificación del labio y paladar hendido, así como sus características físicas y fisiológicas.

Anatomía

Para un abordaje integral se necesita conocer las estructuras anatómicas que están implicadas en esta patología, que como su nombre lo indica, son el labio superior y el paladar, de las cuales un buen conocimiento anatómico es imprescindible para comprender el abordaje quirúrgico.

Labios

Los labios son unas estructuras anatómicas con funciones imprescindibles para la vida, ya que con ayuda de estos se puede succionar líquidos, sonreír, silbar, fonación, habla, etc. Estas estructuras son el orificio de entrada de los alimentos y son la principal barrera de protección directa de las diversas estructuras fisiológicas de la cavidad oral.

El labio inferior está constituido principalmente por una porción mucosa o bermellón, la cual es extremadamente difícil que se afecte en esta entidad clínica, sin embargo el labio superior tiene una gran afección en esta patología por lo que es importante imprescindible reconocer e identificar las partes por las que esta formado: Una porción de piel, la columna y surco del filtrum, el arco de cupido, la línea blanca propia del labio superior, tubérculo central en su parte mucosa, ala comisura labial derecha e izquierda. El bermellón es la región rojiza de los labios mientas que la línea blanca es el límite que define la piel del labio con el bermellón, por lo que se encuentra delineando a los labios de comisura a comisura.

Los labios son considerados como estructuras complejas cuando se habla de anatomía, ya que ocupan un espacio tridimensional que a su vez es móvil, involucran una cata cutánea, mucosa y muscular, por lo que la reparación quirúrgica debe estar fundamentada siempre en un adecuado conocimiento anatómico para la adecuad preservación estética y funcional. El plano muscular de los labios esta dado por el músculo orbicular principalmente, el cual da la función de esfínter a la boca. Cabe recalcar que, si bien el orbicular es el principal músculo de los labios, no es el único, ya que la capa muscular esta formada de igual forma por el cigomático mayor, cigomático menor, elevador del labio superior, risorio, buccinador, depresor del ángulo bucal, triangular de los labios, mentonianos y cuadrado del mentón. Por lo que se recalca la complejidad anatómica de estas estructuras.

Dentro de la entidad de labio y paladar hendido el músculo orbicular de la boca sufre una interrupción provocando remanentes de músculo adyacente a la hendidura se direccionen hacia la región superior de esta, principalmente en la columela de manera medial y a su vez de manera lateral en la base alar. Estas hendiduras resultantes pueden ser totales o parciales, de tal modo que las incompletas poseen porciones musculares sin alteraciones, principalmente en la porción superior del labio, mientras que por otra parte las hendiduras completas bilaterales tendrán una ausencia de músculo en la parte central.

La irrigación sanguínea de esta región esta dada por la arteria facial, a través de las arterias labiales inferiores y superiores. Su circulación linfática esta dada por los vasos submentonianos y submandibulares. Por lo otro lado, su inervación esta dividida en dos grupos: la motora esta dada por el séptimo par craneal (facial) mientras que la sensitiva por el quinto par craneal (trigémino, específicamente por ramas mentonianas e infraorbitarias).

Paladar

Por el otro lado tenemos a la segunda estructura anatómica implicada en esta entidad, la cual es el paladar. El paladar es una estructura que funge como división y límite entra las cavidades nasales (fosas) y la cavidad oral, y éste se encuentra divido en dos: paladar blando y duro.

El paladar duro juega un papel vital para una adecuada masticación e influye en la formación de un vacío para que se pueda producir una adecuada succión. Este se encuentra formado por tres componentes: muscular, mucoso y óseo.

El componente óseo esta formado por las apófisis horizontales del hueso maxilar junto con los palatinos. El componente mucoso es plenamente la mucosa palatina que recubre esta base ósea acumulándose principalmente en la región anterior del paladar. Por último, el componente muscular este dado por diez músculos, localizándose 5 en cada cara lateral del paladar: periestafilino extensor (tensa el paladar), periestafilino interno (eleva el paladar), palatoestafilino (propio del paladar), glosoestafilino (reduce la apertura faríngea durante la fonación de sonidos), faringoestafilino (eleva laringe y faringe).

En pacientes sin alteraciones morfológicas, el periestafilino interno es capaz de fungir como una especie de polea que provoca la elevación del paladar blando, y de este modo evita la interacción de la nasofaringe con la orofaringe al momento de la deglución de alimentos o de la articulación de leguaje. Sin embargo, en esta patología, periestafilino interno se encuentra con una orientación longitudinal, paralelamente al margen de la hendidura nasopalatina lo que provoca una alteración en su funcionalidad. Por esta razón, se le ha dado una importancia crucial en los abordajes quirúrgicos terapéuticos a la reorientación fisiológica de este músculo ya que influirá de manera significativa en la articulación de lenguaje por parte del paciente. Otra de las estructuras anatomías afectadas en estos pacientes es el músculo periestafilino extensor, el cual se encuentra de igual forma con una orientación errónea en esta entidad clínica, de una forma longitudinal más pronunciada a la fisiológica, condicionando una alteración en la correcta abertura de la trompa de Eustaquio, por lo que por esta alteración anatómica se explica la incidencia de otitis medias de tipo serosas en los pacientes pediátricos con labio y paladar hendido. Estos hallazgos anatómicos han sido un parteaguas en la realización de miringotomía y colocación estructuras tubulares durante el desarrollo temprano de los pacientes, mientras la trompa de Eustaquio logra un desarrollo de cartílago suficientemente fuerte para cumplir su función.

Por el otro lado el paladar blando cumple funciones, que, aunque se relacionan con el paladar duro, son totalmente diferentes. Entre ella esta el cierre del velo faríngeo que elude el paso de contenidos líquidos o sólidos a las cavidades nasales, es vital para la fonación y es una base de apoyo el velo del paladar.
Este está formado principalmente por el tejido conjuntivo correspondiente a la aponeurosis palatina, los músculos propios del paladar, mucosa de la cavidad nasal y oral, glándulas salivales accesorias de la cavidad oral. El tejido muscular y mucoso situado en la parte más posterior del paladar blando es conocido como el velo del paladar, este termina anatómicamente en la estructura llamada úvula. Esta estructura es capaz de ser completamente móvil y de tener la capacidad de contraerse, jugando un papel vital en la fonación y lenguaje por el efecto de esfínter que juega entre la cavidad oral y la faringe.

Hablando de la vasculatura e inervación del paladar, tenemos que la circulación arterial esta dada por las ramificaciones esfenopalatinas y palatinas descendentes, derivadas de la arteria maxilar interna, mientras que el retorno venoso es dado por el conducto palatino posterior.
La inervación esta dada por las ramas del ganglio esfenopalatino, las cuales son la palatino anterior y esfenopalatina interno.

Factores de riesgo

Varios factores pueden aumentar la probabilidad de tener labio leporino y paladar hendido, entre los que se incluyen los siguientes:

- Antecedentes familiares. Los padres con antecedentes familiares de labio leporino y paladar hendido enfrentan un riesgo más alto de tener un bebé con esta malformación..
- Consumo de determinadas sustancias durante el embarazo. El labio leporino y paladar hendido pueden ser más probables en las mujeres embarazadas que fuman tabaco, beben alcohol o toman determinados medicamentos.
- Diabetes. Conforme a algunas evidencias, las mujeres a las que se les diagnosticó diabetes antes del embarazo pueden correr mayor riesgo de dar a luz a un bebé con labio leporino, con o sin paladar hendido.
- Tener obesidad durante el embarazo. Existen algunas evidencias de que los bebés que nacen de mujeres obesas pueden correr mayor riesgo de padecer labio leporino o paladar hendido.
- Los varones son más propensos a padecer labio leporino, con o sin paladar hendido. El paladar hendido sin labio leporino es más común en las mujeres.

Otros factores determinantes para padecer labio y /o paladar hendido son la edad de los padres, uso del abortivo amonopterina, uso de medicamentos tales como anticonvulsionantes, antibióticos, ácido retinóico; exposición a radiaciones ionizantes, consumo de contaminantes de alimentos durante el periodo de gestación, consumo de alcohol o tabaco, enfermedades virales de la madre sutante el embarazo, desnutrición, exposición al plomo,o disminución del ácido fólico.

Clasificación

Para la realización de un sistema de clasificación de esta patología se debe identificar las estructuras anatómicas implicadas ya que, dependiendo el grado de afección de cada una de estas, será la estadificación. De este modo las estructuras anatómicas a evaluar son el labio superior, el paladar blando, el paladar duro y los procesos alveolares dentarios. De igual forma se debe tener en cuenta al momento de la clasificación que esta patología puede ser una manifestación aislada, o bien combinada con alguna otras, como en el caso de los síndromes, puede ser bilateral o unilateral.

Debido a esta gran cantidad de características a evaluar, se han propuesto un sinfín de sistemas de clasificación para esta enfermedad, de los cuales a continuación se ejemplificarán los más comunes, mejor validadas, sencillo y de fácil aplicación en la práctica clínica.

Para tener un mejor entendimiento sobre las siguientes clasificaciones, es necesario definir que:

a) El paladar anterior, también conocido en la literatura como primario, está estructurado por el hueso maxilar, la parte anterior del septum nasal, el labio superior y el paladar duro.
b) El paladar posterior, conocido como secundario, esta localizado justo por detrás del foramen incisivo y abarca hasta la úvula.

La clasificación embriogénica de Stark y Kernahan

Propuesta en el año 1958 la cual se basa principalmente en dos grandes pilares, la formación del paladar primario y el paladar secundario.

Hendiduras del paladar primario

a) Unilateral: Total y Subtotal

b) Mediana: Total (premaxila ausente) y Subtotal (premaxila rudimentaria)

c) Bilateral: Total y Subtotal

Hendiduras de paladar secundario

a)Total.

b) Subtotal.

c) Submucoso

Hendiduras del paladar primario y secundario.

a) Unilateral: Total y Subtotal,

b) Mediana: Total y Subtotal.

c) Bilateral: Total y Subtotal.

Diversos expertos alrededor del mundo manifiestan que, de todas las clasificaciones, esta es la más fácil y versátil en la practica clínica diaria.

Clasificación propuesta por el doctor Victor Veau.

Anomalías del labio

a) Labio hendido completo: cuando no ha habido fusión del proceso maxilar superior con el filtrum labial y el piso de la nariz no se ha formado.

b) Labio hendido incompleto: cuando hay fusión parcial del proceso maxilar con el filtrum labial, el piso de la nariz está cerrado, pero el músculo orbicular de los labios no está debidamente orientado en forma circular.

c) Labio hendido cicatricial: cuando hay fusión completa del proceso maxilar con el filtrum labial, pero hay una pequeña hendidura, en forma de cicatriz en el rollo rojo labial.

d) Labio hendido bilateral: cuando no hay fusión del filtrum labial con los dos procesos maxilares superiores.

Anomalías del paladar

a) Tipo I: hendidura del paladar blando.
b) Tipo II: hendidura de paladar blando y duro que compromete sólo el paladar secundario.
c) Tipo III: hendidura completa unilateral desde la úvula pasando por el agujero incisivo y llegando hasta uno de los lados de la premaxila.
d) Tipo IV: hendidura completa bilateral, desde la úvula, pasando por el foramen incisivo y llegando hasta ambos lados de la premaxila.

Clasificación por los doctores Davis y Ritchie en 1922

Esta clasificación se basa en 3 grupos.

Grupo I: Hendiduras prealveolares.

a) Unilateral

b) Mediana

c) Bilateral

Grupo II: Hendiduras Post-alveolares.

a) Paladar blando

b) Paladar blando y duro (reborde alveolar está intacto)

c) Hendidura submucosa del paladar

Grupo III: Hendiduras alveolares.

a) Unilateral

b) Bilateral

Clasificación de los doctores Kernahan y Stark, en 1972

Hendidura del paladar primario.

a) Subtotal

b) Unilateral

c) Bilateral

Hendiduras del paladar secundario.

a) Subtotal

b) Total

Hendiduras del paladar primario y secundario.

a) Unilateral subtotal

b) Unilateral total

c) Bilateral

Cuadro clínico

El diagnóstico postnatal en este tipo de pacientes es relativamente fácil, ya que al nacimiento se identifica la malformación congénita y se propone el abordaje quirúrgico pertinente, por lo que encontrar pacientes con un cuadro clínico florido es difícil, sin embargo, en aquellos pacientes donde no se aborda una técnica correctiva de tipo quirúrgica se pueden encontrar los siguientes datos clínicos. Se debe recalcar que este cuadro clínico varía dependiendo el grado de afección morfológica, ya que no será la misma gravedad en pacientes con exclusivamente fisura labial a los que tienen fisura completa que abordan labio y estructura palatina, o a los que la poseen de forma bilateral. De igual forma se debe abordar que el paciente no posea alguna otra anomalía congénita que puede ocasionar un cuadro clínico considerable

a) Disfagia: Al tener una fusión incompleta de labio y/o paladar, se impide el cierre hermético de la cavidad oral, lo que conlleva a una incapacidad para la realización de un efecto de vacío, y por lo tanto una disfunción en la correcta succión y deglución de alimentos de características tanto sólidas como líquidas. Esto provocará que los alimentos sean expulsados por las fosas nasales. Debido a esta incapacidad de una adecuada alimentación, estos pacientes tienen una predisposición a la desnutrición, dificultad para aumentar el peso corporal y por lo tanto retraso en el crecimiento corporal fisiológico.

b) Otitis medias recurrentes: En esta malformación congénita una de las estructuras principalmente afectada es el conducto correspondiente a la tropa de Eustaquio, la cual es incapaz de llevar su función de una correcta forma, por lo mismo se compromete el drenaje del oído medio. De este modo los pacientes sufren de periodos de hipoacusia por una alteración en la adecuada transmisión de sonidos hacia el aparato vestibulocolear del oído interno y condicionara, las hipoacusias de transmisión un hallazgo común en estos pacientes. Sin mencionar que el simple hecho de tener una alteración en el drenaje del oído medio propiciará infecciones de oído medio de repetición, que podrían condicionar de manera irreversible la capacidad auditiva del paciente.

c) Manifestaciones odontológicas: Por la ausencia de fusión de los procesos maxilares durante la embriogénesis puede ocurrir la agenesia, fisura o duplicación de las piezas dentales, siendo más específicas los incisivos maxilares.

d) Disfonía: Al no contar con el cierre hermético de la cavidad oral y tener una comunicación continua con las fosas nasales, estos pacientes tienen alteraciones en la fonación, siendo descrita por diversos autores como una voz de tipo nasal. Mostrando todas las alteraciones que se pueden provocar por la ausencia de un piso nasal. Estos pacientes pueden complicarse hasta el grado de presentar dislalia, debido a que esta fusión incompleta del paladar propicia una disminución de fibras musculares que condicionan a que la lengua no se capaz de realizar sus movimientos de manera fisiológica para la correcta articulación de palabras.

e) Retraso en el lenguaje: Debido a la incorrecta inserción e implantación de las fibras musculares del paladar y sumada a la posible pérdida de audición debida a los factores ya mencionados (hipoacusia obstructiva o infecciones crónicas con complicaciones auditivas), se propicia a presentar una adquisición de lenguaje tardía y de manera anormal.

f) Alteración en el alineamiento dental: Diversos autores han demostrado en estudios de seguimiento en pacientes abordados con corrección quirúrgica que los pacientes con esta entidad clínica quedan una memoria odontogénica que condiciona la erupción de su dentadura permanente, provocando desalineamientos evidentes.

g) Alteraciones morfológicas faciales: Principalmente la nariz puede sufrir alteraciones morfológicas por esa entidad clínica, llegando a tener desviaciones marcadas hacia el lado contralateral de la agenesia palatina y labial, la cual de no ser abordada quirúrgicamente y condicionará una alteración estética en la región facial del paciente.

Desordenes emocionales: En pacientes con esta malformación congénita que no recibieron tratamiento médico oportuno se logró observar que tenían una prevalencia elevada de trastorno depresivo mayor, trastorno de personalidad e incluso intentos suicidas. Debido al estigma social que provocan las malformaciones faciales, sin mencionar que se ha documentado que esta entidad es capaz de provocar incluso alteraciones en el circulo familiar del paciente, ya que diversos autores han reportados que los padres realizan conductas de rechazo hacia ellos, al grado de impedir el desarrollo emocional del pediátrico.

Diagnóstico

El diagnóstico de esta entidad clínica es puramente clínico, ya que se realiza con una inspección de labio y paladar en el paciente al momento del nacimiento, ya que las alteraciones morfológicas faciales llegan a ser muy evidentes, por lo que de manera inicial no se solicita algún otro estudio de imagen o laboratorio. Los rasgos clínicos más evidentes al momento de la inspección clínica y del subsecuente diagnóstico son: desviación marcada del filtrum respecto al eje vertical de la línea media facial del paciente, orientándose de este modo a la fosa nasal alterada, de igual forma la punta de la nariz tiende a orientarse hacia el lado que se encuentra sin alteraciones estructurales.

Al evaluar al músculo orbicular, se puede identificar de manera clínica que del lado donde si hubo una correcta fusión de las estructuras morfológicas, sus fibras musculares parten de la comisura labial con una orientación al prolabio en la línea media facial, mientras que en el lado donde se encuentra la alteración en la fusión estructural las fibras musculares del orbicular parten de igual forma de la comisura labial, pero siendo orientada hacia arriba y de este modo concluyen en el ala de la narina afectada

Aunque la mayoría de los diagnósticos postnatales se realizan de la forma antes mencionada, este documentó que algunas alteraciones aisladas en el paladar submucoso no se detectan de manera inicial al momento de nacimiento (ya sea porque se omite la valoración de cavidad oral, o se tiene una mala técnica para evaluar regiones posteriores palatinas), por lo que esta afección se termina diagnosticando a los varios días de vida extrauterina. Los principales datos que hacen sospechar de una

malformación palatina son la ausencia de succión adecuada del alimento o que haya fuga de éste por las fosas nasales, siendo estos parteaguas para un abordaje diagnóstico de alguna malformación palatina.
Diversos autores han reportado que ha habido casos donde no se detecta de manera inicial la malformación en el paladar, pero esta no es lo suficientemente grande para condicionar una ausencia absoluta de reflejo de succión. Estos pacientes debutan con una sintomatología florida al momento de tratar de hablar, teniendo problemas en la fonación de sonidos, identificándose una voz nasal. Estos es un dato que debe orientar al médico a un abordaje diagnóstico de malformación en cavidad oral.

Algunos otros datos clínicos morfológicos, que se pueden evaluar al momento de la inspección del paciente donde se sospecha esta entidad clínica son:

a) Crecimiento maxilar restringido, principalmente se identifica una Inhibición del desarrollo del complejo nasomaxilar. Por lo que de igual forma la retrognatismo maxilar es un hallazgo común.

b) Presencias mordidas cruzadas del segmento anterior y posterior; sumado a una carencia del tercio medio facial, por lo que hay una tendencia marcada a la maloclusión de clase III.

c) Debido a que se presenta una inhibición en el correcto desplazamiento de la base del hueso maxilar y del subsecuente complejo dentoalveolar estos pacientes cursan con una morfología craneofacial alterada.

d) Longitud de base de cráneo disminuida, sumada a una disminución de hasta el 11% de la longitud craneal.

e) Micrognatia, se encuentra de manera característica una mandíbula de menor tamaño, con un ángulo goniaco obtuso y un plano mandibular. Esto favorece aun más una longitud facial menor.

f) Nariz con una proyección disminuida.

g) Micrognatia, se encuentra de manera característica una mandibular de menor tamaño, con un ángulo goniaco obtuso y un plano mandibular.

Diagnóstico prenatal y tamizaje.

En la actualidad no existe un consenso para el abordaje de tamizaje de esta entidad clínica, ya que no se ha podido identificar algún marcador o estudio de laboratorio que puede detectarse vía sanguínea como en otras entidades clínicas congénitas (como lo es un cariotipo en el abordaje de trisomía 21), sin embargo, la sospecha clínica debe empezar ante los factores de riesgo como lo son: edad materna, medicamentos administrados y frecuencia de las citas de control prenatal etc.

El diagnóstico prenatal sigue siendo planamente mediante estudios de imagen, siendo el abordaje ultrasonográfico el mejor hablando de la relación costo beneficio en identificar las hendiduras faciales, aunque sigue siendo un reto diagnóstico ya que se debe recalcar que este método es operador dependiente. Este estudio de imagen se basa en la emisión de ondas de sonido que proceden una imagen del feto, donde se puede evaluar las estructuras anatómicas de la cara.

Esto llega a tomar relevancia ya que en ultrasonidos de rutina durante el control prenatal ha demostrado cifras menores al 20% de diagnóstico de esta patología, mientras que abordado por un experto de manera cuidadosa y detallada con un abordaje específico en el estudio de la morfología facial se ha tenido un índice de detección mayor al 70%.
Las guías internacionales mencionan que para una adecuada evaluación diagnóstica de la estructura facial intrauterina se debe abordar la anatomía fetal por un corte ultrasonográfico nasomentoniano, sin embargo se debe mencionar que el ultrasonido sólo evalúa la morfología de estructuras externas como lo son los labios principalmente, recalcando la dificultad de abordaje por este método de imagen la integridad anatómica del paladar, dejando aún un campo de estudio sobre nuevas técnicas diagnósticas prenatales sobre el labio y paladar hendido, ya que la identificación de una alteración aislada en el paladar es imposible mediante un estudio de imagen en dos dimensiones. Varios autores incluso mencionan que los defectos anatómicos del paladar no se identifican en un 30% durante el primer día de vida extrauterina. Un estudio en Inglaterra en el que se evaluaba el diagnóstico prenatal con ultrasonido de esta patología concluyó que el método tenía una sensibilidad 17,5%, y una especificidad de 100%. Se ha propuesto el abordaje mediante ultrasonido de tercera dimensión, aunque los abordajes experimentales muestran una sensibilidad deficiente a las expectativas médicas, debido a la transposición de estructuras anatómicas cuando el bebé tiene la boca cerrada, aunque supera al ultrasonido en dos dimensiones en la visualización de los labios, llegando a ser esta del 72%.

Ya esta en proceso de desarrollo técnicas de imagen en 3 dimensiones capaces de estudiar el tejido óseo del paladar y de este modo tener un abordaje prenatal de labio y paladar hendido con una mejor sensibilidad. Hoy en día las únicas técnicas tridimensionales con las que se cuenta para abordar la estructura ósea del paladar con imágenes tomografías principalmente, aunque no se recomienda su uso por la radiación a la que se expondría al paciente.
De acuerpo a las guías de practica clínica que rigen en nuestro país se debe realizar un primer ultrasonido a la paciente embaraza para tener un adecuado control prenatal entre la semana 11.6 - 13 de gestación, un segundo estudio entre la semana 14 - 24 de gestación, un tercer ultrasonido entre la semana 29 - 34 de gestación y un último abordaje ultrasonográfico entre la 35 y 40 de gestación.
Donde se pretende dar un seguimiento en el desarrollo morfológico del producto de la concepción, buscando un crecimiento fisiológico e identificar patologías estructurales como lo es esta entidad. Mientras más cerca se esté de la fecha de parto la evaluación de malformidades faciales será más evidente y clara por el crecimiento corporal del feto. Si este abordaje es positivo se puede realizar como un método de abordaje prenatal una amniocentesis, donde se estará más enfocado a descartar síndromes genéticos asociados a esta malformación.

Aunque no exista un tamiz tal cual, para esta patología, los recién nacidos con esta entidad clínica deben someterse a varios estudios de control tratando de abordar posibles complicaciones de la enfermedad, entre estas se encuentran:

a) Tamiz auditivo neonatal: Procedimiento que tendrá como finalidad la identificación oportuna de alteraciones en la audición del recién nacido, descartando algún tipo de hipoacusia. Se aborda mediante métodos electroacústicos yo electrofisiológicos, en los primeros 28 días de vida extrauterina.

b) Tamiz metabólico neonatal ampliado: Aunque lo más común es que esta entidad clínica ocurra de manera aislada, se debe recordar que puede estar asociada a síndromes, donde el labio y paladar hendido solo serán una de las tantas manifestaciones orgánicas de la patología. Por lo que se indica a los recién nacidos exámenes de laboratorio de tipo cuantitativos para descartar alguna otra normalidad, como lo son los errores congénitos del metabolismo y de este modo dar un diagnóstico oportuno y evitar un daño orgánico irreversible. Se estudia el hipotiroidismo congénito, hiperplasia suprarrenal congénita, trastornos de los aminoácidos aromáticos, trastornos de los aminoácidos de cadena ramificada y del metabolismo de los ácidos grasos, galactosemia, fibrosis quística, inmunodeficiencia combinada y hemoglobinopatías.

Asociación con otras patologías

El labio y/o paladar hendido se encuentra en al menos 400 síndromes, de los cuales entre los más comunes se encuentran:

- Pierre Robin

Es el síndrome más frecuentemente asociado con el labio y paladar hendido. Alrededor de la quinta y sexta semana de gestación se detiene el desarrollo mandibular, provocando que la lengua sea empujada hacia el paladar por la falta de espacio, lo cual no permite el cierre del paladar más adelante. La micrognatia puede también provocar glosoptosis, obstruyendo la vía aerea.

En los casos más complejos se puede observar difagia, grados progresivos de disnea, pudiendo llevar a una apnea obstructiva, lo que pone en peligro la vida del paciente.

Los pacientes con apneas obstructivas severas, además de requerir una cirugía para el cierre del paladar, requieren también cirugías para alargar el hueso mandibular, o bien una traqueostomía para asegurar una adecuada oxigenación.

Las demás alteraciones originadas por este síndrome pueden ser adecuadamente tratadas sin afectar el desarrollo del paciente.

El pronóstico de un paciente con síndrome de Pierre Robin es bueno si los problemas de alimentación y vías aéreas son manejados correctamente desde el principio.

- Veo Cardio Facial

Los hallazgos clínicos que pueden observarse son: Paladar hendido, anomalías cardiacas, bajo peso, microcefalia, retrognatia, orejas pequeñas, nariz alargada, además de una insuficiencia velofaríngea y cardiopatía congénita.

Existe un leve retraso en el desarrollo. Un gran porcentaje de la población que presentan este síndrome presentan una complexión hipotónica hasta acabar el periodo de lactancia. En el 40% de los casos se presenta un retardo mental o dificultades de aprendizaje en áreas de matemáticas o comprensión de lectura. Este impedimento intelectual no se vuelve evidente en etapa preescolar, sino hasta las demandas cognitivas que requiere el nivel de educación primaria. También se observa un retraso leve en el lenguaje, sin afectar de forma significativa las habilidades sociales.

Prensa un pronóstico con expectativas de vida normales.

- Goldenhar

Clínicamente se observan malformaciones en el oído externo, llegando a afectar el oído medio y provocando pérdida auditiva conductiva, macrostomía, hipoplasia mandibular, dermoides epibulbar o lipodermoides, y/o anomalías de la columna cervical.

Se estima que en un 5-15% de los pacientes presentan retardo mental, presentandose principalmente en aquellos pacientes con defectos en cráneo como plagiocefalia o microcefalia.

La hipoplasia de los huesos maxilares y/o mandibulares puede causar problemas respiratorios obstructivos, constituyendo además una vía aérea difícil para la intubación endotraqueal. También se pueden producir dificultades para la alimentación, así como maloclusión dental y alteración en el desarrollo de la musculatura masticatoria, siendo necesario en ocasiones el uso de sondas para la alimentación y/o tratamiento quirúrgico, para lo cual existen varios métodos, como procedimientos convencionales (injerto condrocostal y osteotomía clásica) y técnicas de distracción.

El pronóstico depende de la etiología y las malformaciones asociadas. Si el paciente no presenta anomalías cromosómicas o malformaciones severas asociadas, las expectativas de vida son normales.

- Van der Woude

El síndrome de Van der Woude (VWS) es una enfermedad de origen genético, que se caracteriza fundamentalmente por la presencia de diversas anomalias orofaciales, como fístulas paramedianas del labio inferior, labio leporino con o sin paladar hendido, o paladar hendido aislado.

En estos pacientes se puede encontrar además de labio y paladar hendido, hoyuelos en el labio inferior.

Si se tiene el tratamiento adecuado, no existe ningún compromiso a nivel de funcionamiento social.

El pronóstico es bueno, ya que las expectativas de vida no se ven afectadas.

- Adams

Aplasia de cutis congénita, grados variables de defectos terminales transversales en las extremidades.

Si pronóstico es bueno y las expectativas de vida no están afectadas.

- EEC

El síndrome EEC se considera una displasia ectodérmica con afectación primaria de los anejos ectodérmicos orales y epidérmicos. Se transmite de modo autosómico dominante y sus tres signos cardinales son la ectrodactilia, la displasia ectodémica y el paladar hendido y/o labio leporino. La piel, el pelo, los dientes y las uñas pueden estar afectados. Además de los síntomas cardinales, las anomalías en los conductos lacrimales o anomalías urogenitales pueden formar parte del síndrome. El diagnóstico diferencial incluye otras displasias ectodérmicas que asocien paladar hendido con o sin labio leporino como el síndrome de Rapp-Hodgkin y el síndrome AEC (anquilobléfaron, displasia ectodérmica y paladar hendido con o sin labio leporino).

Clínicamente se observa ectrodactilia, atresia de las glándulas y conductos lacrimales, displasia ectodérmica, labio y paladar hendido.

El coeficiente intelectual no se ve afectado, retardo mental y microcefalia en 10% de los casos reportados, algunos también presentan pérdida auditiva.

Presenta un pronóstico normal para el crecimiento, desarrollo y expectativas de vida. La habilidad manual se encuentra limitada en función de la severidad de la ectrodactilia.

- Stickler

El síndrome de Stickler es un desorden genético que puede provocar problemas graves en la visión, la audición y las articulaciones. También conocido como artrooftalmopatía hereditaria progresiva, el síndrome de Stickler se diagnostica, por lo general, durante la infancia o la niñez.

Se observa artro-oftalmopatía hereditaria y progresiva, miopía congénita con alteraciones vitriorretinales en asociación con alteraciones de epífisis, observables en radiografía como osificación, también es común la secuencia de Robin.

Posibles complicaciones funcionales derivadas de la discapacidad visual (es posible la ceguera total después de los 10 años) y de las alteraciones en la movilidad, aunque usualmente la movilidad de las articulaciones y la deambulación están preservadas a lo largo de la vida. No hay compromiso del coeficiente intelectual y el pronóstico a expectativas de vida es normal.

- Apert

El síndrome de Apert es una forma frecuente de acrocefalosindactilia, un grupo de trastornos malformativos hereditarios congénitos, caracterizado por craneosinostosis, hipoplasia del tercio medio facial y anomalías de dedos de las manos y pies con/sin sindactilia.

Estos pacientes pueden presentar craneosinostosis y sindactilia severa de manor y pies, así como acrocefalosindactilia.

Un alto porcentaje de los pacientes con esta afección presenta retardo mental, aunque de igual forma se encuentran pacientes con un coeficiente intelectual normal o superior. Las manifestaciones del sistema nervioso central son responsables de la mayoría de los casos de retardo mental. Se ha establecido que la corrección querúrgica de la creneosinostosis puede ayudar a prevenir el retardo mental. Asçi mismo, la cirugía de manos mejora la estética y funcionalidad.

El pronóstico depende de la severidad de las malformaciones asociadas, especialmente aquellas que afectan el sistema nervioso central.

- Treacher Collins

En estos pacientes se puede encontrar microtia, pérdida de audición, hipoplasia del tercio medio de la cara, hendiduras palpebrales oblicuas, coloboma del párpado inferior y micrognatia.

El coeficiente intelectual es normal. En algunos casos, aproximadamente el 5%, se observa un retardo mental leve.

El pronóstico en un paciente con Treacher Collins es bueno cuando hay un diagnóstico y tratamiento precoces (en algunos casos puede haber un diagn´sotico erróneo de retardo mental, debido a un apérdida auditiva severa asociada)

- Klippel Feil

Algunas características de los pacientes con Klippel Feil son la fusión de las vértebras cervicales, cuello corto, limitación de movimientos de la cabeza e implantación baja del cabello posterior.

Las complicaciones más importantes se relacionan con los síntomas neurológicos de daño en la espina cervical (dolor, fatiga, espasticidad, hiperreflexia, parestasia, hiperestesia, hemiparesia y cuadriplejia), como consecuancia d ela inestabilidad occipitocervical. En muchos pacientes estos síntomas ocurren espontáneamente o al menor trauma. Retardo mental ocasional. También seha presentado hipoacusia en el 30% de los casos.

El pronóstico para un paciente con esta afección es de expectativas de vida normales en ausencia de complicaciones serias y anomalías asociadas, especialmente anomalías renales y escoliosis.

Tratamiento

El manejo terapéutico en estos pacientes persigue un objetivo, el cual es brindar a los pacientes afectados la capacidad optima y planea de una correcta deglución de alimentos y un adecuado efecto de succionamiento, sumado a favorecer el desarrollo en el lenguaje y por último, pero sin dejar a un lado su importancia, obtener resultados estéticos benéficos para la apariencia del individuo.

Para lograr estos objetivos se tiene que dar un abordaje médico multidisciplinario, ya que, aunque la base terapéutica será la corrección quirúrgica, esta no es el único tratamiento de manera aislada, de este modo un abordaje integral es vital para abordar de manera definitiva problemas clínicos, estéticos y sociales que está sufriendo el paciente.

Este grupo multidisciplinario deberá estar conformado por personal capacitado en:

1) Cirugía maxilofacial
2) Cirugía plástica/reconstructiva
3) Odontología (debido a la necesidad de prótesis, abordajes de ortodoncia, periodoncia y estomatología)
4) Foniatría
5) Otorrinolaringología
6) Genética (debido a la importancia del consejo genético que se deberá dar a los padres y al mismo paciente cuando quieran un embarazo, sobre la probabilidad de tener un hijo con esta malformación congénita y medidas preventivas)
7) Pediatría
8) Neurología
9) Psicología

Como se había mencionado con anterioridad, la base del tratamiento es el abordaje quirúrgico donde se pretende realizar una corrección funcional y estética de estas hendiduras. Este se realiza en tres tiempos.:

1) La primera intervención quirúrgica es durante los primeros 3 - 6 meses de vida del paciente, en esta primera intervención se plantea la reconstrucción del labio afectado por la fusión incompleta de tejido.
2) El segundo procedimiento es realizado al año del paciente, donde se aborda principalmente la reconstrucción de las fisuras palatinas exclusivamente.
3) El tercer abordaje serían las cirugías de seguimiento a los entre los 2 y 21 años.

La cirugía que se realiza al medio año de vida se basa en diseñar y movilizar una colección de colgajos gingivoperiósticos que parten desde los márgenes laterales de la fisura, y que confluyen de manera de un cilindro. Este abordaje tiene como finalidad propiciar un desarrollo facial, ya que se recupera la forma del elemento maxilar debido a la nueva formación ósea.

Técnica quirúrgica de la palatoplastia

Desde hace aproximadamente 200 años se inició el abordaje quirúrgico para las fisuras palatinas, en el cual se ha ido reinventando y mejorando hasta la fecha actual. Por todos estos años, ha habido diversos autores que han propuesto a lo largo de la historia diferentes técnicas quirúrgicas, dentro de las más destacables son:

En 1826 Dieffenbach residente de Alemania, describió la formación y utilización de un colgajo de doble pedículo, de la mano en que cada uno tuviera de manera individual una irrigación por los vasos palatinas anterior y posterior.

En 1861 Von Langenbeck innovó con la utilización del periostio en el colgajo, de este modo se propicia una mejor perfusión y de este modo finalizar en mejores resultados fisiológicos.

Este abordaje se realiza en dos tiempos:

a) En el primer tiempo, se hace una separación de los colgajos mucoperiósticos y orientan a la línea media para un cierre, donde de manera conjunta se procede a realizar incisiones laterales para provocar una relajación y disminución en la tensión de los planos para promover una mejor hemostasia y cicatrización.
b) En este segundo tiempo se procede a realizar el cierre del paladar blando, realizando incisiones quirúrgicas donde se divide y separada el tejido mucoso nasal y se este modo descubrir la capa muscular. Una vez expuestas las fibras musculares se realizan incisiones laterales donde se promovía la relajación de planos, se procede al cierre del tejido mucoso nasal y se procede a fracturar el gancho de la apófisis pterigoides y así poder realizar la movilización del tendón periestafilino externo. Y se finaliza con el cierre del tejido mucoso nasal, muscular y tejido mucoso oral.

Cada tiempo se realiza con un tiempo de tres meses de separación, y la ventaja que plantea abordarlo de esta forma es que minimiza el tejido cicatrizal contráctil, ya que este tracciona al paladar blando anteriormente.

Hoy en día, los cirujanos de paladar realizar abordajes de un solo tiempo, y abordan la retracción cicatrizal mediante ortopedia funcional de los huesos maxilares.

Passavant, en 1862 se dedicó a evaluar la función de la estructura del velo faríngeo y abordo la disminución del eje longitudinal del paladar blando mediante varios abordajes, de igual forma localizó un abultamiento que se forma a nivel de faringe, justo en el atlas que se ve durante la fonación y deglución de alimentos. Hoy en día es conocida como protuberancia de Passavant.

En 1922 el médico Víctor Veau hizo una de las contribuciones más radicales en la palatoplastía ya que identificó el efecto de a cicatriz contráctil de la mucosa nasal superficial de los colgajos que no estaban recubiertos por mucosa. Para solucionar esto, el médico toma colgajos de tejido mucoso nasal y del hueso vómer, de éste modo se propicia el tapizamiento de las superficies y así lograr una reducción en el acortamiento que ocurren al momento de la cicatrización.

Dorrance identificó que tras todos estos avances quirúrgicos aún quedaban de un tamaño reducido todas las reconstrucciones, así que en 1925 procedió a proponer su técnica quirúrgica, que se basaba en lograr la relajación del paladar blando. Esta era realizada en dos tiempos:
En el primer tiempo se realiza un injerto de piel en la región superficial del colgajo mucoperióstico.
En el segundo tiempo, se elevaba de nuevo colgajo, esto se realizaba después de algunas semanas de haber realizado el primer tiempo.

De este modo se propiciaba una elongación sin tener que seccionar los vasos palatinos.

En 1928 Wardill desarrolló una técnica enfocada a la oclusión y cierre de colgajos mucoperiósticos, mediante un cierre en "V" y "Y" y de este modo se obtiene un alargamiento de los planos.

Identificó que para una mejor oclusión velofaringea, se debía realizar una incisión horizontal a nivel de la pared posterior de la faringe, la cual al ocluirse mediante una cicatrización vertical era capaz de aumentar la protuberancia de Passavant y de este provocar una disminución en la luz faríngea.

Kemper realizó modificaciones en la técnica descrita por Wardill, mediante agregar una extirpación de un pedazo de borde óseo posterior, justo por atrás de la vasculatura palatina que deja a las fibras musculares poder recorrerse posteriormente.

En aquellos pacientes que no han demostrado evidencia medica de mejoría tras la rehabilitación por el servicio de foniatría, se pide la evaluación de la longitud del paladar blando y estudio de su contractilidad, ya que se puede ayudar con la unión de un colgajo de la pared faríngea posterior de la región de paladar blando, y que de este modo se puede tirar de este posterior y superiormente, y favorecer el cierre velo faríngeo.

Otra técnica que se puede proponer en estos casos en el abordaje de San Venero Roselli, esta se aplica cuando la técnica de Wardill no es capaz de manera aislada de alargar el tejido palatino, por lo que se realizan incisiones posteriores a la úvula, siguiendo la línea del pilar posterior amigdalino. Mediante este espacio se separa las paredes laterales y posterior de la faringe, se procede a la introducción vertical de tijeras Metzenbaum y realizar disección de tipo roma por detrás del gancho de la región correspondiente a la apófisis pterigoides, hasta encontrar la aponeurosis prevertebral.

Se procede a la introducción de una gasa con fines hemostáticos y se diseca el músculo constrictor de la faringe y se repite la maniobra del lado. De este modo se obtiene la capacidad de una mejor movilidad de la pared posterior faríngea.

Leonard Furlow, en el año 1985, propuso una técnica, basada en la realización de una doble “z”. Donde se forma una especie de hamaca donde se propicia la elongación del paladar, mediante esta técnica se mostró una adecuada reposición de los músculos del paladar favoreciendo así el cierre de fisuras de paladar blando.

Hoy en día la técnica más adoptada en nuestro país para el abordaje quirúrgico de esta área anatómica consiste en una veloplastia intravelar de la mano de una faringoplastia. El procedimiento para esta corrección se describe a continuación:

a) Como primer punto se procede a infiltrar la submucosa del paladar, usando Lidocaína al 1% como agente anestésico, sumado a adrenalina como vasoconstrictor.

b) Se elaborará un colgajo palatino tomando de base la vasculatura palatina posterior.

c) Dicho colgajo se tendrá que traccionar y orientar hacia el lado sin malformación y se realizara la palatoplastia (elevando en el paladar duro del lado normal un trozo y en el paladar blando dividiendo el tejido mucoso nasal del colgajo miomucoso oral, y de este modo propiciar un cierre de paladar por planos).

d) Para lograr una adecuada unión y subsecuente cierre de la fisura palatina, sin presentar tensión en los planos, se debe realizar una incisión de forma paralela a la fisura de aproximadamente 1cm de distancia al alguno de los colgajos palatinas, de este modo se evita la tensión al momento del cierre de tejidos.

e) A través de esta incisión se podrá visualizar por debajo del hueso palatino, el cual tendrá una epitelización posterior.

f) De llegar a hacer necesario se puede realizar la misma incisión de manera contralateral para favorecer una sutura y hemostasias sin tensión.

Abordaje quirúrgico de labio.

Las técnicas quirúrgicas han estado desarrollándose desde hace mas de quinientos años, hoy en día uno de los abordajes mas usados, por sus mejores resultados estéticos y fisiológico, sumado a su gran practicidad en la práctica diaria es la técnica de Millard.

Técnica de Millard

Se debe de hacer una marca en la región correspondiente al arco de cupido (1,2,3), y posteriormente se procede a medir la altura del labio, tomando como base la raíz (5)y la región con mayor elevación del labio (1), y se transponla esta medición al lado interno de la hendidura labial (3,4,5,6) y se marca el numero 7, por la línea media facial justo debajo de la columnela.

Posteriormente en la hendidura labial de lado externo, tomando como base el piso de la cavidad nasal, se debe identificar el punto 10, y se transporta la medida correspondiente al 3,4,5,6 hasta llegar al límite mucocutáneo (11), al finalizar se debe identificar el punto 9 que se ubica en la basa del ala nasal del lado hendido.

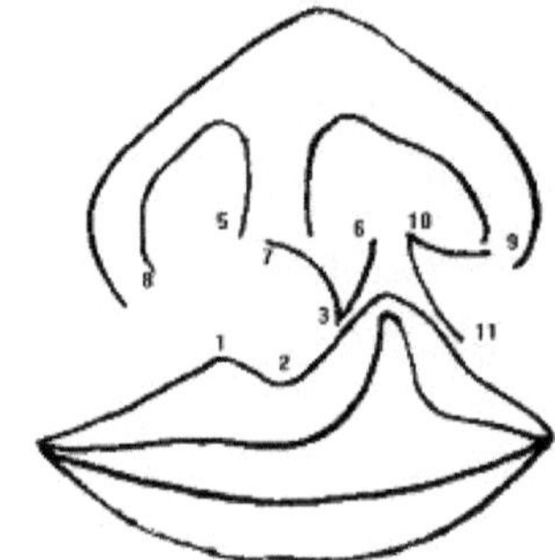

Figura 1: Esquema de regiones anatómicas en la técnica de Millard.

Incisiones del abordaje de Millard

Cara interna

Se aborda con una incisión en cara interna que abarca desde el punto 3 del arco de Cúpido hasta el punto 6 correspondiente al piso nasal, posteriormente se aplica una segunda incisión del punto 3 sobre el filtrum e inferiormente de la columnela recorriendo hasta el punto 7.

De esta forma queda un colgajo que servirá para la formación del piso nasal anterior.

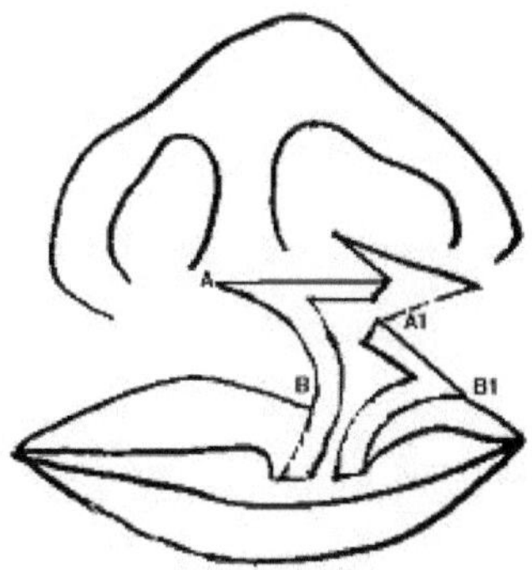

Figura 2: Incisiones realizadas en la técnica de Millard.

Cara externa

Se procede a realizar una incisión desde la marca numero 10 hasta el 11, posteriormente un trazo de 10 a 9 del ala de la fosa nasal, rodeando la estructura inferiormente. De esta forma quedara delimitado un colgajo de forma triangular, y su vértice se llega al lecho que deja el descenso del colgajo hecho en la porción mediana del labio hendido, es decir, se entrecruzan formando una Z plastía.

El colgajo interno que se orienta exteriormente es capaz de provocar una corrección en la posición de la columnela, la cual esta orientada hacia el lado sin alteración morfológica.

Reconstrucción del ala nasal

Para moldear de manera estética la narina afectada por la fisura labial debe de liberarse el ala nasal afectada, desde su base cutánea del plano muscular y el meato inferior a nivel del tercer cornete, se realizará incisión que concluirá en el punto numero 12, así se puede juntar el ángulo recto de la incisión 12-13, posteriormente se realizará una separación de los bordes que terminara en el 22, posteriormente se realiza una unión a la incisión 12-13, se procederá a una. División y separación de bordes y con ayuda de unas tijeras mediante disección roma se procederá a una separación del músculo de la parte dérmica se la base nasal.

Justo a nivel del mato inferior, a nivel de tercer cornete se procede a un corta con tijera en un ángulo recto a la incisión para liberar el ala nasal, y de este modo pueda ser capaz de manejarse y moldeable, la cual se orienta y traslada con un punto horizontal de contención por transfixión al septum

De esta forma se obtiene una región muscular libre que puede ser trasladada al labio fisurado, asumiendo así un mejor volumen y que permite el control quirúrgico de la nariz independientemente de la región labial.
Al proceder a la realización de la incisión 5-6 se obtienen dos partes, una plenamente de tejido dérmico que confluye con el ángulo agudo de 11-13 y una de tejido mucosa que se orienta a la fisura y se procede a suturar con mucosa labial y de este modo el ala nasal queda en suposición anatómica correcta, y así se obtiene un resultado armónico, estético y funcional de la narina y piso nasal.

Suturas.

a) Nariz: La región del ala nasal se orienta y mueve a base en el septum y se utiliza un punto de contención horizontal y con transfixión en septum con nylon 5/0.

b) Labio: Se aborda con catgut crómico para cerrar la mucosa del área vestibular. Mientras que con el catgut simple 4/0 se utiliza para el cierre de capa muscular.

c) Piel: Se utiliza nylon 6/0 o 5/0 o incluso seda 4/0 para el abordaje del bermellón.

   Una vez finalizado el abordaje quirúrgico se procede a dar poner ungüento a nivel de región oftálmica, gasa y esparadrapo para una tracción controlada de mejillas, y de este modo resistir la tensión facial si el niño llora.

En la fosa nasal que fue intervenida quirúrgicamente se coloca un tubo de goma, a manera de férula para propiciar un buen soporte y favorecer la respiración.

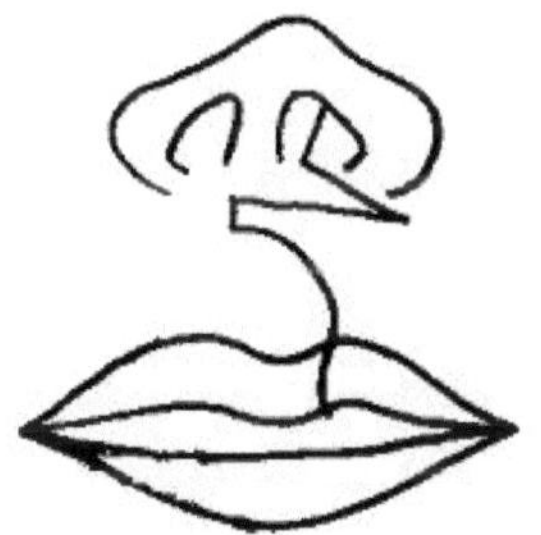

Figura 3: Sutura de reconstrucción de labio hendido.

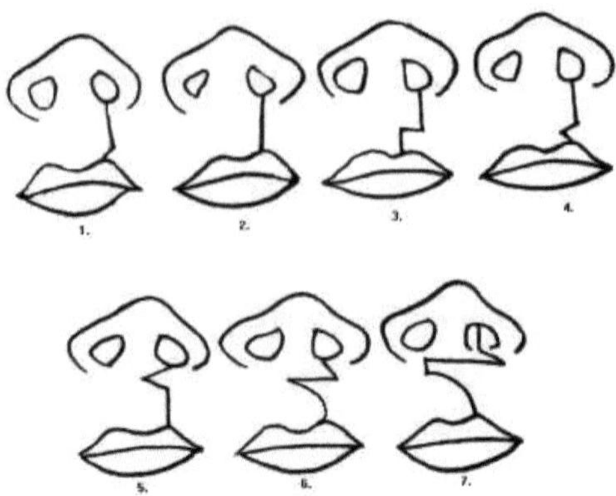

Figura 4: Técnicas de reparación de labio hendido.

Manejo interdisciplinario.

Dentro del tratamiento posterior al abordaje quirúrgico toma una gran relevancia el seguimiento por el servicio de odontología, ya que aquí se promoverán diversos tratamientos para corregir la maloclusión mandibular, alinear las piezas dentales, etc. Los siguientes son los abordajes mas utilizados hoy en día por los odontólogos en el abordaje medico:

1) Ortopedia tridimensional: Se procede a evaluar la fisura y posteriormente a la creación de un instrumento ortopédico que hará presiones dirigidas a puntos de apoyo estratégicos que terminaran en promover una expansión y remodelación maxilar. Esta técnica forma parte de igual forma en la rehabilitación del paciente, ya que favorece el desarrollo de las fibras musculares peribucales que de igual forma

influye en una cicatrización labial mejorada, de este modo se garantiza una sonrisa estética.

2) Distracción osteogénica alveolar: Esta técnica tiene como objetivo la reconstrucción de rebordes alveolares atróficos. Aquí se utiliza un instrumento yuxta óseo, que cumple la finalidad de propiciar un desarrollo en la altura y volumen de tejido óseo, y de este modo favorecer un crecimiento óseo y una nueva formación de tejidos mucosos. Este abordaje ha sido una vertiente en la obtención de resultados estético y funcionales de las fosas nasales.

3) Plasma rico en factores de crecimiento: Este es un derivado autólogo, el cual posee una gran cantidad de factor de crecimiento derivado de plaquetas, factor de crecimiento endotelial vascular, factor de crecimiento transformador tipo beta, factores de crecimiento epidérmico, factor de crecimiento fibroblástico y factores de crecimiento insulínico tipo I. Debido a esta gran cantidad de compuestos se promueve el desarrollo de matriz extracelular y de fibras de colágeno tipo 1, fibronectina y osteonectina, favoreciendo la neoformación de tejidos en la cavidad oral.

4) Coronas telescópicas: Cumplen la función de una férula cruzada de la arcada dentaria, de este modo se garantiza la estabilización de las piezas dentarias. Son principalmente usadas para la malposición y maloclusión dentaria.

El abordaje dado por los expertos en psicología esta destinado en la intervención en la familia del paciente para orientar las reacciones de miedo/rechazo, apoyar en el manejo de expectativas, seguimiento del desempeño académico y del comportamiento interpersonal del paciente, sumado a la orientación en el manejo emociona de los miembros familiares. Sin mencionar que se realiza una evacuación constante de la progresión y desarrollo mental del paciente, de este modo se pretende fortalecer el grupo familiar en pro del desarrollo social y psicológico del niño, sin mencionar las actividades de apoyo en el manejo de carga emocional e los padres y apoyo en el control en las pautas de crianza y niveles de exigencia.

Los nutriólogos intervienen en esos pacientes principalmente en la constante evaluación del estado nutricional mediante el uso de indicadores antropométricos, dietarios, socioeconómicos y culturales. De este modo se puede dar un seguimiento a posibles alteraciones en el estado nutricional mediante una identificación oportuna.
Son los encargados de promover y preservar la lactancia materna y el enriquecimiento calórico protéico de la leche, sin mencionar el aporte que brindan acerca de la correcta técnica de amamantamiento o uso de diversos dispositivos de alimentación (gotero, biberón, etc). Ya que el paciente pasa la etapa de lactante se dedican a la constante educación alimentaria y nutricional, y de la creación de planes dietéticos con el adecuado aporte de Fe, Zn, Ca y vitaminas.

Los pediatras juegan un rol imprescindible en estos pacientes, y que serán los médicos que se encargarán de la asesoría medica de los padres, de la evaluación de crecimiento, desarrollo y de dentición temporal.

Los expertos en audiología y foniatría se encargarán de promover y educar al paciente una adecuada deglución, masticación, fonética y fonología. esto mediante técnicas de rehabilitación encaminadas a la estabilización y adiestramientos de funciones deglutorias, mediante la correcta estimulación del velo facial y musculatura oral.

El servicio de otorrinolaringología será el indicado para evaluar y dar abordajes de conservación de la capacidad auditiva del paciente, lo cual influirá de manera significante en la rehabilitación dada por los foniatras. Sin mencionar que esta especialidad evaluará el patrón respiratorio del paciente, asegurando la cavidad nasal, senos paranasales y estructuras vecinas.

Dentro de sus principales abordajes están aquellos encaminados al manejo de antibióticos y antinflamatorios para la resolución de procesos infecciosos en estos pacientes que condicionen su audición (otitis media) o vía aérea (infecciones respiratorias y amigdalinas).

Dentro de los principales abordajes quirúrgicos que se realizan en estos pacientes por estos especialistas se encuentra:

a) Miringocentesis: Consiste en la colocación de estructuras cilíndricas de ventilación, esta se realiza al momento de la queiloplastía quirúrgica a los 3 meses de vida.
b) Septoplastía: Se realiza entre los 6-8 años o adolescencia, dependiendo de la repercusión ventilatoria y estética.
c) Turbinoplastía: Esta es un procedimiento quirúrgico por endoscopia de los senos paranasales que se realiza al momento de la septoplastía y según sintomatología.

Panorama en México

Los reportes epidemiológicos más recientes muestran que en México nacen al día 9.6 pacientes con labio y paladar hendido, esto se basa en la investigación 'Panorama epidemiológico de labio y paladar hendido en México' del Consejo Mexicano de Cirugía Plástica, Estética y Reconstructiva A.C.

Si bien ya se abordaron los factores de riesgo y las teorías sobre la etiología de esta patología, se debe recalcar que estas pueden variar de acuerdo con la zona geográfica donde se evalúa, ya que aspectos como cultura y estilo de vida influyen de manera importante. En México se ha registrado la posible relación de esta entidad clínica con la exposición materna compuestos dañinos como lo son el plomo, solventes clorinados, níquel y cadmio, jugando como un papel de teratógeno muy común en nuestra población.

Sin olvidar que de igual forma se asocia de igual forma a la exposición materna de tabaco, alcohol y muy importante la desnutrición materna, principalmente se ha detectado anemias ferropénicas y megaloblásticas en madres de pacientes con labio y paladar hendido en las zonas del norte de país, mostrando una predisponían nutricional en la población mexicana.

Los datos de la INEGI del 2015 reportan que en México 4 millones 749 mil 057 personas son analfabetas y cuentan con nula formación académica, y esto toma importancia cuando este bajo nivel educativo repercute en los hábitos de salud y por lo tanto el estilo de vida, mostrando una predilección a la exposición materna de diversos teratógenos, indiferencia al abordaje medico prenatal y mal apego (o incluso nulo apego) a los tratamientos preventivos de malformaciones congénitas.

Ya que, aunque los puntos anteriormente expuestos no son factores de causalidad directa, si indican una susceptibilidad geográfica entre los casos de labio y paladar hendido y agresores del medio, dentro de los cuales los contaminantes ambientales juegan el principal factor como teratógenos.

Diversos autores mencionan que en México la distribución epidemiológica de labio y paladar hendido sigue patrones específicos en el espacio urbano.

En nuestro país es imprescindible encontrar áreas geográficas con poblaciones susceptibles a esta patología, abordar las causas condicionantes y formular políticas públicas de prevención. Esto debido a que la incidencia anual y prevalencia nacional de esta malformación sobrepasan la capacidad del sistema de atención publica de salud en la atención integral de la patología.

Dentro de los principales abordajes en nuestro México encaminado a un abordaje integral resolutivo costo efectivo en la población afectada, esta la investigación del beneficio terapéutico de células madres.

Este abordaje terapéutico se basa en una detección prenatal de la patología, y una posterior recolección de células madres del cordón umbilical al momento del nacimiento La aplicación de estas células provoca una disminución significativa en el proceso inflamatorio de la mucosa, y de este modo una reducción en la fibrosis, propiciando una elevación en la densidad del tejido óseo, y de este modo evitando la corrección quirúrgica mediante injerto óseo secundario.

De este modo se propone una alternativa al abordaje quirúrgico el cual aparte de significar una fuerte inversión económica para el sistema de salud tiene que ser realizado aproximadamente cinco veces en cada paciente para una corrección funcional y estética adecuada, por lo que al impacto económico se suma los riesgos quirúrgicos, la necesidad de infraestructura para satisfacer la demanda, etc.

Complicaciones

Los niños con labio leporino, con o sin hendidura del paladar, se enfrentan a diversas dificultades según el tipo y la gravedad de la hendidura. Presentan ciertas características comunes como incompatibilidad labial y velo faríngeo, trastornos de la succión y la deglución, maloclusión, problemas para la fonación, respiración oral, hipoplasias de esmalte, caries dental, dilaceraciones, anodoncia en relación con la hendidura, erupción ectópica, retraso de la erupción, gingivitis y periodontitis, también presentan defectos funcionales intraorales como anquiloglosia, torus y úvula bífida.

En su estudio Stanier y colaboradores observaron que el Síndrome de Vander der Woude presentaba un fenotipo relacionado con la hipodoncia y que el gen MSX1 está relacionado con las hendiduras palatinas, la oligodoncia y con las agenesias dentales. Así mis- mo, lo ha corroborado Otero y colaboradores.

Por su parte, Torres y Pinzón, en 2003, encontraron una alta asociación entre el tipo de hendidura y el lado de la hipodoncia ya que en los pacientes que presentaban hendidura derecha en el 50% de los casos se observó hipodoncia derecha en el 59% de los casos; hendidura izquierda en el 27% de los casos e hipodoncia izquierda en el 25% de los casos, y hendidura bilateral en el 14% de los casos e hipodoncia bilateral en el 16% de los casos.

Como consecuencia de las hendiduras faciales, los niños con presencia del labio y paladar hendido presentan alteraciones en el desarrollo físico durante los primeros meses de vida debido a la imposibilidad de una adecuada alimentación. Lee y colaboradores, en 1996, examinaron las variables peso y talla en 83 niños entre 0 y 4 años de edad con labio y paladar hendido, encontraron que los niños con paladar hendido aislado eran significativamente más propensos a tener problemas alimenticios que los que presentaban defectos del labio o defectos combinados; la regurgitación nasal y el vómito fueron los problemas más comunes observados por los padres. Concluyeron que el LPH está relacionado con la disminución de peso y talla con una relación estadística más significativa con la variable peso; los niños que presentaban problemas para la alimentación eran más susceptibles a no ganar peso y por tanto su crecimiento se veía afectado.

Por lo anterior mencionado, se puede decir que las complicaciones de los pacientes que presentan labio y paladar hendido tienen 5 principales complicaciones derivadas de las hendiduras.

- Dificultad para alimentarse.

Una de las preocupaciones más inmediatas después del nacimiento es la alimentación. Si bien la mayoría de los bebés con labio leporino pueden alimentarse por lactancia materna, una hendidura del paladar puede dificultar la succión.

- Infecciones del oído y pérdida de la audición.

Los bebés con hendidura del paladar tienen un riesgo especial de manifestar líquido en el oído medio y pérdida de la audición, además de que la estructura anatómica se ve afectada con la malformación o por infecciones recurrentes que eventualmente ocasionan pérdida de audición.

- Problemas odontológicos.

Si la hendidura se extiende a lo largo de la encía superior, podría afectar el desarrollo de los dientes. Generalmente la dentición se ve afectada y no puede erupcionar correctamente o apiñamientos, lo que puede originar más adelante enfermedades a nivel oral como quistes dentígeros o enfermedad periodontal. Para evitar esto se sugiere tratamiento de ortodoncia

- Dificultades con el habla.

Como el paladar se usa para articular los sonidos, la hendidura del paladar puede afectar el desarrollo normal del habla. El habla puede sonar demasiado nasal. Además, debido a la mala imlpantación de algunos músculos, la disminución de la audición y la hendidura palatina y labial, puede ocasionar retardo en el habla y/o dislalia.

- Desafíos de enfrentar una enfermedad.

Los niños con hendiduras suelen sufrir problemas sociales, emocionales y de comportamiento debido a las diferencias en el aspecto y el estrés que genera la atención médica intensiva. Es muy común que los padres tengan un sentimineto de culpa o rechazo sobre el niño, lo que impide o emtorpece su desarrollo emocional.

Costos

Hoy en día en México un abordaje quirúrgico de corrección de labio y paladar hendido puede significar una inversión de hasta 40 mil pesos mexicanos. Los pacientes que sean menores a 12 años requieren por lo regular tres abordajes para enmendar la morfología facial. En las instituciones de salud publica estas se hacen de manera gratuitita y tan solo en lo que va del 2019 en la ciudad de México se han brindado 153 cirugías.

Los reportes internacionales confirman que en promedio una cirugía correctiva esta entre los 30 y 40 mil pesos mexicanos y recordando que estas alteraciones morfológicas ocurren de manera muy frecuente, se puede entender el gran impacto económico al que se enfrentan los servicios de salud.

Tan sólo en los Estados Unidos, donde se cuenta con datos epidemiológicos más confiables, nacen cada día 20 neonatos con labio y paladar hendido, o bien 7,500 de manera anual. Ahora bien, si ese sólo es el costo del abordaje quirúrgico inicial, falta sumar los gastos que representa la valoración por audiología, tratamiento médico para posibles complicaciones, terapia física de lenguaje, valoración odontológica, abordaje psicológico, etc., lo que da al final un precio de 100, 000 pesos mexicanos por cada niño aproximadamente en este país, siendo un gasto de 750 millones de pesos, por lo que si se transponla esos datos a la prevalencia e incidencia de México se puede comprender el gran gasto publico que significa esta entidad clínica.

Prevención

El conocimiento de las bases genéticas puede llevar a prevenir el labio y paladar hendido a través del consejo genético. Las investigaciones sugieren que tomar suplementos de vitaminas con ácido fólico antes del embarazo y durante el embarazo previene esta malformación, igual que previene los defectos de cierre del tubo neural. La prevención tiene especial importancia en familias que ya tienen algún caso, sobre todo si alguno de los padres tuvo fisura palatina. En estas familias, los suplementos de ácido fólico podrían disminuir los casos hasta menos de la mitad.

Después del nacimiento de un bebé con una hendidura en labio y paladar, es común que los padres se encuentean preocupados, lo cual es comprensible, por la posibilidad de tener otro hijo con la misma afección. Mientras que muchos casos de labio hendido y hendidura del paladar no pueden prevenirse, se deben tener cuenta estas medidas para aumentar el conocimiento o disminuir los riesgos:

Considera buscar asesoramiento en genética. Si tienes antecedentes familiares de hendidura del paladar o labio, se debe informar al médico de cabecera antes de quedar embarazada. Es posible que el médico derive a un asesor en genética que pueda ayudar a determinar los riesgos de tener un hijo con hendidura del paladar o labio leporino.

Tomar vitaminas prenatales. Si se planea quedar embarazada pronto, consultar con médico si debes tomar vitaminas prenatales.

No consumir tabaco o alcohol. Como ya se mencionó anteriormente, el consumo de alcohol o tabaco durante el embarazo aumenta el riesgo de tener un bebé con un defecto congénito.

El pediatra debe formar parte del grupo y manejo multidisciplinario de labio y paladar hendido ya que, como otras malformaciones, ésta puede ser prevenible, diagnosticada y manejada oportunamente; por lo tanto, el pediatra debe actuar en los 3 niveles de prevención:

Prevención primaria.

Dirigida a la promoción de la salud y protección específica. Se debe ejercer prevención desde la atención médica de la mujer embarazada en coordinación con el médico gineco-obstetra, en los siguientes puntos:

1. A toda mujer en edad reproductiva; esto incluye desde la adolescencia: la administración diaria de ácido fólico de 400 mcg/día o 0.4 mg, especialmente en la etapa periconcepcional (3 meses previos al embarazo y hasta la semana 12 de gestación).

2. Detección oportuna de factores de riesgo relacionados con el medio ambiente y de la madre, para implementar medidas de prevención dirigidas a la eliminación o modificación del factor o factores causales.

3. Promoción de la salud en todos los niveles de atención, pero principalmente en la atención primaria en coordinación con el personal de enfermería, trabajo social y promotores de la salud, difundiendo toda la información relacionada con labio y paladar hendidos implementando pláticas, difusión de la información a través de otros medios de

comunicación como radio, televisión, internet. También con trípticos, carteles, campañas, etc.

4. Sensibilizar a la mujer embarazada sobre la importancia de asistir puntal y tempranamente a sus consultas obstétricas, cumpliendo con un mínimo de 5 consultas según lo establecido por la Organización Mundial de la Salud.

5. Consejo genético informando a los padres del riesgo de otros casos con labio y paladar hendidos para evitar la presentación de casos nuevos en familias con antecedentes o factores de riesgo genéticos reconocidos.

Prevención secundaria.

Dirigida al diagnóstico temprano y tratamiento oportuno.

1. Seguimiento obstétrico de toda mujer embarazada para la detección temprana de alguna patología, entre ellas, malformaciones congénitas como labio y paladar hendido.

2. Seguimiento en conjunto con el pediatra para el diagnóstico oportuno y el conocimiento de los antecedentes maternos.

3. Revisión integral del recién nacido por el pediatra para detectar otras malformaciones congénitas y su manejo integral.

4. Clasificar el tipo de labio y paladar hendido y su manejo integral dirigido a una adecuada alimentación y el uso de placa obturadora si así lo requiere el paciente.

5. Alertar a los padres sobre el riesgo de bronco aspiración y manejo inadecuado de secreciones en este tipo de niños.

6. Coordinación con los médicos especialistas en el manejo de labio y paladar hendido para su corrección quirúrgica y manejo por los especialistas afines.

7. Seguimiento pediátrico dirigido a prevenir complicaciones óticas, dentales, fonación y psicológicas en conjunto con los especialistas de cada área.

Prevención terciaria.

Dirigida a la rehabilitación y manejo de las complicaciones. Canalizar oportunamente al paciente para recibir atención médica por los servicios de otorrinolaringología, orto-odontopediatria, psicología y terapia de rehabilitación por los servicios de foniatría, audiología y así disminuir complicaciones y secuelas

Retos y oportunidades

A continuación, se muestran las posibles áreas de oportunidad a mejorar en el abordaje integral de esta patología, ya que debido a la alta demanda del sector público o a los altos costos de su contraparte privada, muchas veces se encuentran con diversos retos y áreas de oportunidad a mejorar:

a) Que el paciente pueda programar en un mismo día la consulta con los diversos servicios de salud (cirugía, pediatría, odontología, audiología, etc.) y de este modo se pueda ahorrar tiempo y dinero en gastos de movilidad.

b) Contratar más personal médico capacitado en el abordaje quirúrgico y promover la construcción de más zonas quirúrgicas, y de este modo tener la infraestructura y personal necesario para dar el tratamiento al paciente de la manera mas temprana posible, de este modo se tenga una mejor oportunidad que el paciente adquiera de una manera adecuada la funcionalidad y desarrollo de las estructuras anatómicas afectadas, evitando así complicaciones asociadas a la entidad clínica, que a la larga, su tratamiento y rehabilitación es más costoso.

c) Propiciar que el paciente no se entere que nació con esta patología. Se ha demostrado que de este modo se reduce de manera significativa las comorbilidades psicológicas (entre ellas el trastorno depresivo mayor). Esto sólo es posible si se aborda al paciente de manera inmediata, propiciando una estimulación temprana en el desarrollo y corrección estética de las partes anatómicas afectadas.

d) Propiciar un seguimiento del paciente pediátrico desde su ingreso por los mismos medios. Ésta es el área de oportunidad con mayores retos ya que hay varios factores contextuales que dificultad esta realización, principalmente la alta demanda de atención en sectores públicos.

e) Continuar con el abordaje integral a largo plazo. Muchos pacientes dejan su atención medica después de la corrección quirúrgica debido a falta de recursos económicos, baja escolaridad, falta de comprensión de las posibles repercusiones medicas, cultura, factores geográficos, etc. Propiciar la creación de programas de apoyo en salud y un correcto entendimiento mediante una solida relación médico-paciente es fundamental para seguir con el abordaje integral del paciente y de este modo disminuir la morbimortalidad y mejorar la calidad de vida.

f) Propiciar mediante una adecuada educación e impartición de valores la empatía ante los pacientes con esta patología. Esto debido a que los pacientes que no han recibido un tratamiento médico viven segregados y aislados, lo que dificulta su desarrollo social y escolar.

Conclusiones

El labio y paladar hendido, también conocido como fisura labio palatina, es una de las malformaciones congénitas escriturales a nivel facial más comunes. La afección unilateral tiene una mayor incidencia que la bilateral, y el lado afectado más comúnmente reportado en los pacientes es el izquierdo.

La afección del labio aislada es más prevalente en el sexo masculino, mientras que la palatina es mas prevalente en el femenino. La incidencia mundial de fisuras labio-palatinas ve en un rango de 1:500 y 1:700.

El labio hendido ocurre cuando las estructuras morfológicas del labio superior sufren una fusión incompleta dejando una comunicación constante entre la cavidad oral y el medio externo, mientras que en el paladar hendido la fusión incompleta sucede en cualquier parte del paladar, condicionando así abertura que se extiende hasta la cavidad nasal.

La causa de esta patología es multifactorial, sin embargo, se ha comprobado que factores como tabaquismo, alcoholismo, malnutrición de la madre, entre otros factores de riesgo, tiene una relación directa en la etiología. De este modo se recalca la importancia del control prenatal, no sólo para la prevención del labio y paladar hendido, sino también otras patologías congénitas que condicionen una elevación en la morbilidad materna y neonatal.

Durante el desarrollo embrionario, en esta patología se tiene una alteración en la morfogénesis embrionaria, donde por teratógenos, factores de riesgo y falta una prevención médica, las estructuras anatomías que darán origen al labio superior y paladar se fusionan de manera incompleta, llegando a ser de manera aislada, mixta o incluso bilateralmente, dando repercusiones tanto estéticas como fisiológicas, convirtiéndose así esta entidad clínica en un reto para el personal médico.

Por la complejidad y gran variedad de repercusiones por la alteración de estas estructuras, estos pacientes tienen que ser abordados de manera integral mediante un equipo multidisciplinario, integrado por: cirujanos plásticos, cirujano maxilofacial, múltiples especialidades de odontología, otorrinolaringólogo, foniatra, pediatra, especialista en genética, y psicología.

En la actualidad existen varios sistemas de clasificación para esta patología, según su ubicación y el grado de compromiso del labio y paladar.

El cuadro clínico de estos pacientes esta dado por disfagia, otitis medias recurrentes, hipoacusia, alteraciones odontológicas, disfonía, retraso de lenguaje, alteraciones morfológicas faciales, entre otras.

El diagnóstico es plenamente clínico al momento del nacimiento mediante una evaluación de la cavidad oral. El abordaje de diagnóstico prenatal es el ultrasonido, donde se aborda de manera optima las alteraciones morfológicas labiales, sin embargo no existe un abordaje prenatal para la fisura palatina ya que en el ultrasonido no se identifican por la trasposición de estructuras anatómicas.

Es de vital importancia la formación y conocimiento de la etiología, del desarrollo embrionario y de la anatomía facial, en el abordaje de esta enfermedad, ya que el tratamiento quirúrgico y de rehabilitación esta basado en esos puntos. El abordaje integral persigue la obtención de un resultado adecuados en materia psicológico, estética, audición, fonación, desarrollo correcto de las piezas dentarias y promover una masticación adecuada.

Los pacientes con labio y paladar hendido sufren de una incapacidad para realizar una adecuada succión, y que la abertura labial o palatina condiciona que la cavidad oral no sea una zona completamente sellada para realizar de estas actividades, por lo que debe entenderse que estos paciente tienen dificultad en la alimentación en las primeros días de vida (llegando a presentar cansancio o incluso desnutrición) , puede presentar cólicos abdominales, vómitos o salida de leche a través de las narinas. Por lo anterior se recalca que una adecuada técnica de alimentación siempre será imprescindible para evitar complicaciones orgánicas, recalcando así la necesidad del abordaje interdisciplinario por nutriología y pediatría.

Hoy en día el costo promedio de cada paciente estable con labio y paladar hendido es de hasta 40 mil pesos mexicanos. En pacientes que llegan a presentar alguna complicación como retraso en el lenguaje, hipoacusia permanente por otitis media de repercusión, etc., esta cifra aumenta de manera considerable. Por lo que se evidencia la necesidad de formar a médicos con los conocimientos adecuadas en el diagnóstico y abordaje integral de esta patología, y de esta forma afrontar este gran reto médico, y disminuir la morbimortalidad de los pacientes, los costos al sistema publico de salud y ofrecer una mejor calidad de vida.

Referencias

1) AbouEl. S,. Tawfik, M., Abo, W., Elbadawi, M. (2018). Study of congenital malformations in infants and children in Menoufia governorate, Egypt. Egyptian Journal of Medical Human Genetics, 19(4,359–65.

2) Voigt, A., Radlanski, R., Sarioglu, N., Schmidt, G. (2017). Cleft lip and palate. Pathologe, 38(4), 241-247.

3) Gailey, D.(2016). Feeding Infants with Cleft and the Postoperative Cleft Management. Oral Maxillofac Surg Clin North Am,28(2), 153-159.

4) Worley, M., Patel, K., Kilpatrick, L. (2018). Cleft Lip and Palate. Clin Perinatol, 45(4), 661-678.

5) Zhang, J., Arneja, J. (2017). Evidence-Based Medicine: The Bilateral Cleft Lip Repair. Plast Reconstr Surg, 140(1), 152-165.

6) Bilińska, M., Osmola, K. (2015). Cleft lip and palate-risk factors, prenatal diagnosis, and health consequences. Ginekol Pol, 86(11), 862-866.

7) Yamaguchi, K., Lonic, D., Lo, L. (2016). Complications following orthognathic surgery for patients with cleft lip/palate: A systematic review. J Formos Med Assoc, 115(4), 269-277.

8) Reddy, R., Gosla, S., Vaidhyanathan, A., Bergé, S., Kuijpers, A. (2017). Maxillofacial growth and speech outcome after one-stage or two-stage palatoplasty in unilateral cleft lip and palate. A systematic review. J Craniomaxillofac Surg, 45(6), 995-1003.

9) Moses, J., Rochelle, W. (2016). Cleft and Craniofacial Mission Care: Management of Facial Clefts: International Missions. Oral Maxillofac Surg Clin North Am, 28(2), 203-220.

10) Guerrero, P., Ariza, Y., Caycedo, D., Pachajoa, H. (2016). The need for clinical guidelines for the comprehensive management of patients with cleft lip and palate. Rev Salud Publica, 18(1), 82-94.

11) Rai, V. (2018). Strong Association of C677T Polymorphism of Methylenetetrahydrofolate Reductase Gene With Nosyndromic Cleft Lip/Palate (nsCL/P). Indian J Clin Biochem, 33(1), 5-15.

12) Berryhill, W. (2016). Otologic Concerns for Cleft Lip and Palate Patient. Oral Maxillofac Surg Clin North Am, 28(2), 177-179.

13) Van den Bosch, S., Koudstaal, M., Versnel, S., Maal, T., Xi, T., Nelen, W., et al. (2016). Patients and professionals have different views on online patient information about cleft lip and palate (CL/P). Int J Oral Maxillofac Surg, 45(6), 692-699.

14) Best, D., Gauger, T., Dolan, J., Donnelly, L., Ranganathan, K., Ulloa-Marin, C. (2018). Orofacial cleft management by short-term surgical missions in South America: literature review. Int J Oral Maxillofac Surg, 47(11), 1373-1380.

15) Cuzalina, A., Jung, C. (2016). Rhinoplasty for the Cleft Lip and Palate Patient. Oral Maxillofac Surg Clin North Am, 28(2), 189-202.

16) Thongrong, C., Sriraj, W., Rojanapithayakorn, N., Bunsangjaroen, P., Kasemsiri, P . (2015). Cleft Lip Cleft Palate and Craniofacial Deformities Care: An Anesthesiologist's Perspective at the Tawanchai Center. J Med Assoc Thai, 98 (7), 33-37.

17) Kuijpers, A., Mink, A., Bierenbroodspot, F., Borstlap, W. (2015). Interdisciplinary orthodontic surgical treatment of children with cleft lip and palate from 9 to 20 years of age. Ned Tijdschr Tandheelkd, 122(11), 637-642.

18) McGuire, E. (2017). Cleft lip and palates and breastfeeding. Breastfeed Rev, 25(1), 17-23.

19) Thierens, L., Brusselaers, N., De Roo, N., De Pauw, G.(2017). Effects of labial adhesion on maxillary arch dimensions and nasolabial esthetics in cleft lip and palate: a systematic review. Oral Dis, 23(7), 889-896.

20) Fiani, N., Verstraete, F., Arzi, B. (2016). Reconstruction of Congenital Nose, Cleft Primary Palate, and Lip Disorders. Vet Clin North Am Small Anim Pract, 46(4), 663-675.

21) Thierens, L., De Roo, N., De Pauw, G., Brusselaers, N. (2018). Quantifying Soft Tissue Changes in Cleft Lip and Palate Using Nonionizing Three-Dimensional Imaging: A Systematic Review. J Oral Maxillofac Surg, 76(10), 2210-2212.

22) Sreejith, V., Arun, V., Devarajan, A., Gopinath, A., Sunil, M. (2018). Psychological Effect of Prenatal Diagnosis of Cleft Lip and Palate: A Systematic Review. Contemp Clin Dent, 9(2), 304-308.

23) James, J., Schlieder, D. Prenatal Counseling, Ultrasound Diagnosis, and the Role of Maternal-Fetal Medicine of the Cleft Lip and Palate Patient. Oral Maxillofac Surg Clin North Am, 28(2), 145-151.

24) Roy, A., Rtshiladze, M., Stevens, K., Phillips, J. (2019). Orthognathic Surgery for Patients with Cleft Lip and Palate. Clin Plast Surg, 46(2), 157-171.

25) Raghavan, U., Vijayadev, V., Rao, D., Ullas, G. (2018). Postoperative Management of Cleft Lip and Palate Surgery. Facial Plast Surg, 34(6), 605-611.

26) Liu, K., Zhou, N. (2018). Long-Term Skeletal Changes After Maxillary Distraction Osteogenesis in Growing Children With Cleft Lip/Palate. J Craniofac Surg, 29(4), 349-352.

27) Lakhani, R. (2016). New biomaterials versus traditional techniques: advances in cleft palatereconstruction. Curr Opin Otolaryngol Head Neck Surg, 24(4), 330-335.

28) Duarte, G., Ramos, R., Cardoso, M. (2016). Feeding methods for children with cleft lip and/or palate: a systematic review. Braz J Otorhinolaryngol, 82(5), 602-609.

29) Sharif, F., Ur, R., Muhammad, N., MacNeil, S. (2016). Dental materials for cleft palate repair. Mater Sci Eng C Mater Biol Appl, 61 (1), 1018-1028

30) Amooee, A., Dastgheib, S., Niktabar, SM., Noorishadkam, M., Lookzadeh, MH., Mirjalili, SR.,et al. (2019). Association of Fetal MTHFR 677C > T Polymorphism with Non-Syndromic Cleft Lip with or without Palate Risk: A Systematic Review and Meta-Analysis. Fetal Pediatr Pathol, 20 (27), 1-17.

31) Liu, C., Li, J., Zheng, Q., Guo, C., Yin, H. (2019). Factors affecting the postoperative velopharyngeal function among aged patients with cleft palate. Hua Xi Kou Qiang Yi Xue Za Zhi, 37(6), 626-630.

32) Tsuchiya, S., fchiya, M., Momma, H., Koseki, T., Igarashi, K., Nagatomi, R., et al. (2019). Association of cleft lip and palate on mother-to-infant bonding: a cross-sectional study in the Japan Environment and Children's Study (JECS). BMC Pediatr, 19(1), 505.

33) Frendo, M., Damsgaard, T., Andersen, S. (2019). Letter to the Editor: Design and fabrication of a generic 3D-printed silicone unilateral cleft lip and palate model. J Plast Reconstr Aesthet Surg, 15(19), 30530-30538

34) Lancaster, H., Lien, K., Chow, J., Frey, J., Scherer, N., Kaiser, AP. (2019). Early Speech and Language Development in Children With Nonsyndromic Cleft Lip and/or Palate: A Meta-Analysis. J Speech Lang Hear Res, 13 (25), 1-18.

35) Dalessandri, D., Tonni, I., Laffranchi, L., Migliorati, M., Isola, G., Bonetti, S.,et al. (2019). Evaluation of a Digital Protocol for Pre-Surgical Orthopedic Treatment of Cleft Lip and Palate in Newborn Patients: A Pilot Study. Dent J, 7(4): 1.15.

36) Tovani, M., Datta, D. (2019). Psychological Problems and Cleft Lip and/or Palate. Rev Fac Cien Med Univ Nac Cordoba, 76(4), 264.

37) Van Rooij, I., Ludwig, K., Welzenbach, J., Ishorst, N., Thonissen, M., Galesloot, T., et al. (2019). Non-Syndromic Cleft Lip with or without Cleft Palate: Genome-Wide Association Study in Europeans Identifies a Suggestive Risk Locus at 16p12.1 and Supports SH3PXD2A as a Clefting Susceptibility Gene. Genes, 10(12), 13- 20.

38) Chauhan, J., Sharma, S. (2019). Lag screw fixation of the premaxilla during bilateral cleft lip repair. J Craniomaxillofac Surg, 47(12), 1881-1886.

39) Abdollahi, S., Nouri, M., Fakhriniya, M. (2019). Effects of phenytoin spray in prevention of fistula formation following cleft palate repair. J Craniomaxillofac Surg, 47(12), 1887-1890.

40) Prasad, V., Ahmed, R., Singh, A., Kumar, V.(2019). A rare case of bilateral oblique facial cleft and accessory maxilla with repaired unilateral cleft lip and palate. Natl J Maxillofac Surg, 10(2), 241-244.

41) Jing, Y., Xiao, L.(2019). The prevalence of fenestration and dehiscence of anterior teeth in adolescent patients with unilateral cleft lip and palate: a cone-beam CT study. Shanghai Kou Qiang Yi Xue, 28(4), 397-401.

42) Fritzsche, S.(2019). Care of the Asian American Child With Cleft Lip or Palate. Plast Surg Nurs, 39(4), 142-147.

43) Saeki, S., Enokizono, T., Imagawa, K., Fukushima, H., Kajikawa, D., Sakai, A., et al. (2019). A case of autism spectrum disorder with cleft lip and palate carrying a mutation in exon 8 of AUTS2. Clin Case Rep, 7(11), 2059-2063.

44) Mat, A., Chai, K., Wan, W., Mat, S., Halim, A. (2019). Early outcomes of cleft and palatal width following anterior palate repair (vomerine flap) in infants with wide cleft lip and palate. Arch Plast Surg, 46(6), 518-524.

45) Ruslin, M., Dom, L., Tajrin, A., Hajrah, A., Arif, S., Tanra, A., et al. (2019). Establishing cleft services in developing countries: Complications of cleft lip and palate surgery in rural areas of Indonesia. Arch Plast Surg, 46(6), 511-517.

46) Leung, L., Loock, C., Courtemanche, R., Courtemanche, D. (2019). A Cross-Sectional Analysis of the BC Children's Hospital Cleft Palate Program Waitlist. Plast Surg, 27(4), 311-318.

47) Bergeron, M., Cohen, A., Maby, A., Babiker, H., Pan, B., Ishman, S. (2019). The Effect of Cleft Palate Repair on Polysomnography Results. J Clin Sleep Med, 15(11), 1581-1586.

48) Saha, A., Shah, S., Waknis, P., Bhujbal, P., Aher, S., Vaswani, V. (2019). Comparison of minimally invasive versus conventional open harvesting technique for iliac bone graft in secondary alveolar bone grafting in cleft palate patients: a systematic review. J Korean Assoc Oral Maxillofac Surg, 45(5), 241-253.

49) Lu, C., Wang, J., Jia, Z. (2019). Environmental factors of non-syndromic cleft lip and palate. Hua Xi Kou Qiang Yi Xue Za Zhi, 37(5), 547-550.

50) Zhou, F., Lin, W., Du, Y., Li, S., Jiang, H., Wan, L., et al. (2019). Single-stage repair of secondary unilateral cleft lip-nose deformity in adults. J Craniomaxillofac Surg, 82(19), 31130-31138.

51) Reddy, Y., Kumar, R., Kumar, D., Rajasekhar, G., Babu, V., Reddy, KS., et al. (2018). Bilateral Cleft Lip Repair - Advantages of Pfeifer's Technique. Contemp Clin Dent, 9(4), 530-534.

52) Watanabe, A., Yoshida, S., Ishii, T., Saito, C., Shibahara, T. (2019). Surgical Management of Median Cleft Lip Extending as Far as Alveolus Using Bone Grafting. Bull Tokyo Dent Coll, 60(4), 291-296.

53) Singh, H., Maurya, R., Sharma, P., Kapoor, P., Mittal, T., Atri, M. (2019). Effects of maxillary expansion on hearing and voice function in

non-cleft lip palate and cleft lip palate patients with transverse maxillary deficiency: a multicentric randomized controlled trial. Braz J Otorhinolaryngol, 94(19), 30121-30131.

54) Joybell, C., Krishnan, R., Kumar, S. (2019). Evaluation of Postsurgical Dentofacial Deformities in Children Operated for Correction of Cleft Lip and Palate-A Cross-sectional Study. Int J Clin Pediatr Dent, 12(3), 165-177.

55) Sainsbury, D., Williams, C., De Blacam, C., Mullen, J., Chadha, A., Wren, Y., et al. (2019). Non-Interventional Factors Influencing Velopharyngeal Function For Speech In Initial Cleft Palate Repair: A Systematic Review Protocol. Syst Rev, 8(1), 261-265.

56) Tse, R., Mercan, E., Fisher, D., Hopper, R., Birgfeld, C., Gruss, JS. (2019). Unilateral Cleft Lip Nasal Deformity: Foundation-Based Approach to Primary Rhinoplasty. Plast Reconstr Surg, 144(5), 1138-1149.

57) Ramly, E., Eisemann, B., Kantar, R., Alfonso, A., Wang, M., Diaz, J. et al. (2019). Unilateral Cleft Lip Repair: A Quantitative Scale Assessment of Postoperative Lip and Nose Scars Across 2 Operative Techniques. Ann Plast Surg, 83(6), 660-663.

58) Shang, D., Ma, L. (2019). Ectrodactyly ectodermal dysplasia-cleft lip/palate syndrome: a case report]. Zhonghua Kou Qiang Yi Xue Za Zhi, 54(11), 770-772.

59) Salgado, K., Wendt, A., Fernandes, N., Maia, L., Normando, D., Leão P. (2019). Early or delayed palatoplasty in complete unilateral cleft lip and palate patients? A systematic review of the effects on maxillary growth. Craniomaxillofac Surg, 47(11), 1690-1698

60) Rizzo, M., Zadeh, R., Bucci, D., Palmieri, A., Monarca, C., Staderini, E., et al. (2019). Volumetric analysis of cleft lip deformity using 3D stereophotogrammetry. Ann Ital Chir, 90(43), 281-286.

61) Du, S., Yang, Y., Yi, P., Luo, J., Liu, T., Chen, R., et al. (2019). A Novel CDH1 Mutation Causing Reduced E-Cadherin Dimerization Is Associated with Nonsyndromic Cleft Lip With or Without Cleft Palate. Genet Test Mol Biomarkers, 23(11), 759-765.

62) Prabakaran, S., Thilagam, K., Reddy, G.(2019). Profile of Cleft Lip and Cleft Palate at a Public Hospital in Southern India. Indian Pediatr, 56(9), 753-755.

63) Ganoo, T., Sjöström, M. (2019).Outcomes of Maxillary Orthognathic Surgery in Patients with Cleft Lip and Palate: A Literature Review. J Maxillofac Oral Surg, 18(4), 500-508.

64) Langeveld, M., Bruun, R., Koudstaal, M., Padwa, B. (2019). Etiology of Cleft Lip Lower Lip Deformity: Use of an Objective Analysis to Measure Severity. Cleft Palate Craniofac J, 56(10), 1333-1339.

65) Begum, F., Iqbal, M., Nahar, N., Akter, S., Zisa, R., et al. (2019). Frequencies of Different Types of Cleft Lip, Cleft Lip with Palate and Cleft Palate in Bangladeshi Children. Mymensingh Med J, 28(4), 833-838.

66) Burgaz, M., Cakan, D., Yılmaz, R.(2019). Three-dimensional evaluation of alveolar changes induced by nasoalveolar molding in infants with unilateral cleft lip and palate: A case-control study. Korean J Orthod, 49(5), 286-298.

67) Prasad, A., Kharbanda, O. (2019). Interdisciplinary Management of an Adult Bilateral Cleft Lip and Palate Patient with Excessive Incisor Display - A Case Report. Turk J Orthod, 32(3), 176-181.

68) Yılmaz, H., Özbilen, E., Üstün, T. (2019). The Prevalence of Cleft Lip and Palate Patients: A Single-Center Experience for 17 Years. Turk J Orthod, 32(3), 139-144.

69) Eisemann, B., Kantar, R., Ramly, E., Alfonso, A., Wang, M., Flores, RL. (2019). Qualitative Assessment of Columella Scar Quality After

Extended Mohler Unilateral Cleft Lip Repair. J Craniofac Surg, 30(7), 2194-2197.

70) Mangia, L., Tramontina, B., Tonocchi, R., Polanski, J. (2019). Correlation between Type of Clefting and the Incidence of Otitis Media among Children with Lip and/or Palate Clefts. ORL J Otorhinolaryngol Relat Spec, ;81(6), 338-347.

71) Fan, K., Black, C., Mantilla, E., Bulas, D., Rubio, E., Blask, A., et al. (2019). Coordination of the Fetal Medicine Institute and the Cleft and Craniofacial Center: Application to Early Management of Infants With Cleft Lip and Palate. J Craniofac Surg, 30(7), 2061-2064.

72) Zhang, Z., Miyabe, M., Morioka, D., Nomura, M., Tosa, Y., Ohkubo, F. et al. (2019). Incidence of Secondary Lip Correction for Children With Unilateral Cleft Lip: A Single-Center Retrospective Study. Ann Plast Surg, 83(4), 424-428

73) Connolly, K., Kurnik, N., Truong, T., Muller, C., Beals, P., Singh, D., et al. (2019). Long-Term Outcomes for Adult Patients With Cleft Lip and Palate. J Craniofac Surg, 30(7), 2048-2051

74) Trimetsuntorn, K., Manosudprasit, A., Manosudprasit, A., Phaoseree, N., Pisek, A., Pisek, P. (2019). Evaluation of Postorthodontic Changes in the Treatment of Cleft Lip and Palate Patients Using the PAR Index. Cleft Palate Craniofac J, 57(1), 29-34.

75) Ko, J., Han, H., Hoffman, W., Oberoi, S. (2019). Three-Dimensional Analysis of Cortical Bone Thickness in Individuals With Non-Syndromic Unilateral Cleft Lip and Palate. J Craniofac Surg, 30(7), 2094-2098.

76) Association between cystathionine beta-synthase c.844ins68 polymorphism and risk of Imani, M., Safaei, M., Sadeghi, M. (2019). Association between cystathionine beta-synthase c.844ins68 polymorphism and risk of non-syndromic cleft lip/palate: A meta-analysis of family-based and case-control studies. Int Orthod, 17(4), 652-659.

77) Zheng, J., He, H., Kuang, W., Yuan, W. (2019). Presurgical nasoalveolar molding with 3D printing for a patient with unilateral cleft lip, alveolus, and palate. Am J Orthod Dentofacial Orthop, 156(3), 412-419.

78) Kalita, S., Girish, K., Mahadeva, S., Dandapat, S. (2019). Objective assessment of cleft lip and palate speech intelligibility using articulation and hypernasality measures. J Acoust Soc Am, 146(2), 1164.

79) Gadkaree, S., Tollefson, T., Fuller, J., Muchemwa, F., Gonga, A., Shaye, D. (2019). Role of mobile health on patient enrollment for cleft lip-palate surgery: A comparative study using SMS blast text messaging in zimbabwe. Laryngoscope Investig Otolaryngol, 4(4), 383-386.

80) Imani, M., Lopez, P., López, E., Ghanbari, F., Sadeghi, M. (2019). Association of Betaine-Homocysteine S-Methyl Transferase (rs3797546 and rs3733890) polymorphisms with non-syndromic cleft lip/palate: A meta-analysis. Int Orthod, 17(4), 643-651.

81) Riedle, H., Burkhardt, A., Seitz, V., Pachaly, B., Reid, R., Lee, J., et al.(2019). Design and fabrication of a generic 3D-printed silicone unilateral cleft lip and palate model. J Plast Reconstr Aesthet Surg, 72(10), 1669-1674.

82) Boyce, J., Reilly, S., Skeat, J., Cahir, P. (2019). ABM Clinical Protocol #17: Guidelines for Breastfeeding Infants with Cleft Lip, Cleft Palate, or Cleft Lip and Palate-Revised 2019. Breastfeed Med, 14(7), 437-444.

83) De Almeida, A., Lurentt, K., Pary, A., Trindade, I. (2019). Comprehensive Treatment of Severe Cleft Lip and Palate. J Clin Orthod, 53(6), 357-370.

84) Stock, N., Costa, B., White, P., Rumsey, N.(2019). Risk and Protective Factors for Psychological Distress in Families Following a Diagnosis of Cleft Lipand/or Palate. Cleft Palate Craniofac J, 57(1), 88-98.

85) Shang, F., Zhou, X., Ma, L. (2019). Application of mathematical function model in morphological description and classification of bone defect in cleft palate cases. Zhonghua Kou Qiang Yi Xue Za Zhi, 54(8), 540-545.

86) Iwasaki, T., Suga, H., Minami, A., Hashiguchi, M., Sato, H., et al. (2019). Upper airway in children with unilateral cleft lip and palate evaluated with computational fluid dynamics. Am J Orthod Dentofacial Orthop, 156(2), 257-265.

87) Brudnicki, A., Sawicka, E., Brudnicka, R., Fudalej, P. (2019). Effects of Different Timing of Alveolar Bone Graft on Craniofacial Morphology in Unilateral Cleft Lipand Palate. Cleft Palate Craniofac J, 57(1), 105-113.

88) Helal, N., Ford, M., Basri, O., Schuster, L., Martin, B., Losee J. (2019). Relationship of Velopharyngeal Insufficiency With Face Mask Therapy in Patients With Cleft Lip and Palate. Cleft Palate Craniofac J, 57(1), 118-122.

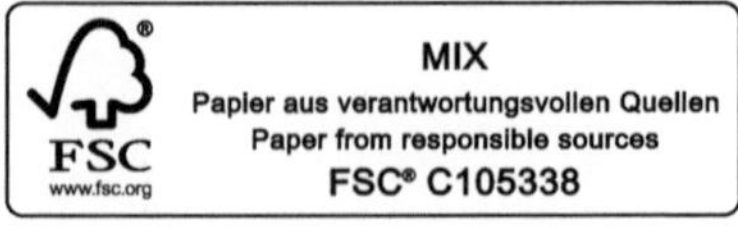

Printed by Books on Demand GmbH, Norderstedt / Germany